물 로 하는 24시간 건강법

물로 하는 24시간 건강법

토마스 크뢸 지음 | 김세나 옮김

Water therapy

YANG MOON

일러두기

1. 이 책의 내용 중 일부는 국내 실정에 맞게 첨삭하였습니다.

2. 물요법을 실시하는 데 도움이 될 만한 자료를 'Sense Tip' 으로 추가해 놓았습니다.

3. 각 치료법에 제시되어 있는 '금기' 사항에 유념하여 물요법을 실시하는 것이 좋습니다.

물이 없으면 건강해질 수 없다

인간은 발생학적으로 볼 때 태고의 바닷물에서 태어났다. 바다는 수백만 년 전 초기 인류의 생활권이었다. 1871년, 영국의 자연과학자 다윈은 《종의 기원》을 통해 인류의 비밀을 파헤치며 이 같은 사실에 대해 언급했다.

표면의 3분의 2가 바다로 이루어져 있는 지구는 그야말로 물로 된 거대한 공이라고 할 수 있다. 이 거대한 물속에서 각 대륙이 '헤엄'을 치고 있다. 육지는 강과 바다로 에워싸여 있고, 지하수와 작은 물줄기들이 지면을 적시고 있다. 높은 산봉우리와 극지대는 눈과 얼음으로 뒤덮여 있고, 대기권은 눈, 안개, 구름으로 형성되어 있다. 이때 매우 복잡하면서도 살아 있는 물 순환 체계는 중력과 상승 온난 기류의 지배를 받는다. 또한 물 순환 체계는 태양이 내뿜는 빛과 열에 영향을 받으며, 모든 주요 생명기능의 기본이 되고 있다. 즉 우리의 푸른 별은 일정하게 흐르고 있는 모든 구성요소를 통해 우주와 시간의 한 궤도를 형성하고 있는 것이다. 물론 이 구성요소에는 물방울도 포함된다.

인체도 물과 불가분의 관계에 있다. 인간은 배아 상태에서 양수 속에서 성장하고, 또 신생아는 몸의 70퍼센트 이상이 물로 이루어져 있다. 심지어 뇌는 85퍼센트가 수분으로 되어 있을 정도다. 살아가면서 수분은 점점 고체화되며, 고령이 되면 몸의 수분이 약 45퍼센트로 줄어들게 된다. 신기하게도 인체의 수분 속에 들어 있는 다양한 미네랄은 넓은 대양에 포함되어 있는 것과 거의 비슷하다. 이외에도 우리의 체온은 섭씨 37도로, 태고의 바다와 비슷하다.

모든 것은 흐른다. 고대 철학자들은 문화권에 관계없이 물을 생명의 근원으로 간주했다. 수많은 동화와 신화, 속담, 전설에는 꼭 빠지지 않고 물이 나온다. 또 종교계 주요 행사에서는 오늘날까지도 물이 지닌 상징적인 힘을 이용하고 있다. 특히 고대 그리스 의학 연구의 권위자였던 켈수스는 찬물 외용 요법이 정력과 사정 능력을 강화시킨다고 주장했다. 그러니까 물이 강력한 치료제가 될 수 있다는 인식은 이미 고대부터 존재했던 것이다.

중세에는 이 같은 물의 치유 효능이 망각의 안개에 가려져 있었다. 아랍인만이 오늘날 샤워의 시초였던 '망을 이용한 목욕'을 실시했다. 물요법은 17세기 프랑스에서 조심스러운 르네상스를 겪게 되었다. 이때까지만 해도 사람들은 물을 저속하고 값싼 것이라고 생각했으며, 오로지 향수의 매력에 푹 빠져 있었다. 그런데 얼마 지나지 않아 독일어권에서도 영국을 통해 물요법의 효능을 알게 되었다.

서양에서 이른바 물요법을 의술로서 도입하고 개발시킨 사람은 19세기 신학자이자 의사였던 세바스티안 크나이프였다. 그는 선조들의 물 외용법을 이용해 자신만의 물요법을 완성했다. 이 같은 업

적을 통해 크나이프는 '찬물 자극법의 대가'로 자리매김했다. 그후 많은 사람들이 물요법을 시도했으며, 21세기로 접어든 지금도 수많은 추종자들이 이 요법을 시행하고 있다.

요즘 우리는 건강이나 질병에 대한 스스로의 책임을 너무나 쉽게 거부하며 아무렇지도 않게 약을 남용하고 있다. 그러나 점차 저렴하면서도 효과가 높은 자가 치료법을 요구하는 목소리가 높아지고 있는 것 또한 사실이다. 이중에는 많은 방법들이 있겠지만, 우리 가까이에 있으면서 매우 효과적인 방법이 바로 물을 이용한 요법이다.

이 책은 오래전부터 전해 내려오는 경험들을 토대로, 많은 비용을 필요로 하지 않으면서도 온갖 효능을 지닌 물을 가정에서 쉽게 따라 할 수 있는 방법을 설명하고 있다. 또한 생명에 중요한 '살아 있는' 물을 가정에서 쉽게 마련할 수 있는 방법도 제시하고 있다.

독일 비스마르크의 주치의였던 슈베닝어 교수는 "훌륭한 의사는 젖은 수건 하나만으로도 온갖 약을 다 동원한 의사보다 훌륭하게 치료할 수 있다."라는 의미 있는 말을 남겼다. 그만큼 물은 치료 능력을 가지고 있다. 알고 보면 약보다 더 많은 효능을 지니고 있다. 약간의 시간만 할애해서 물요법을 실시하라. 이때 물요법은 반드시 집중해서 실시하고, 치료 후에는 휴식을 취해야 한다. 쉬는 동안 여러분의 몸은 힘을 되찾게 될 것이다.

차 례

1 생명의 물

물방울의 방랑 이야기

옛날 옛적 햇살이 내리쬐는 들판 높은 곳에 날개 달린 공기의 요정들이 살고 있었다. 그런데 어느 날 거센 바람이 불어와 요정들의 날개를 찢어버렸다. 요정들은 비가 되어 떨어진 후 갈라진 땅속 깊은 곳으로 곤두박질쳐졌다.

너무나 놀란 요정들은 충격 때문에 예전의 일을 모두 잊어버리고, 가시에 찔려 잠든 공주처럼 깊은 잠에 빠져들었다. 그리고 얼마 지나지 않아 땅속 깊은 곳에서 잠들어 있는 요정들을 깨우는 부드러운 목소리가 들렸다.

"두려워하지 마, 나는 너희 편이야."

기지개를 켜며 깨어난 작은 요정들은 두려움에 떨기 시작했다. 곧 요정들은 빛나는 푸른 옷을 입은 물의 요정 닉스를 보게 되었다.

"이제부터 내가 너희들을 인도할게. 따뜻한 대지의 어머니 품속에서 이제 저 밝은 빛 속으로 올라갈 거야."

그때서야 요정들은 마음을 가라앉히고 물의 요정이 시키는 대로 했다. 땅속을 함께 돌아다니는 것은 힘든 일이었다. 중력의 정령들은 물방울이 된 요정들을 계속 땅속 깊숙한 곳으로 잡아당기려 했다. 물방울들은 옥죄어 오는 힘에 저항하며 한 걸음씩 위로 향했다. 요정들은 위로 올라갈수록 더욱 생기가 있어지는 기분이 들었다.

물방울들은 돌투성이 길을 가면서 부지런한 난쟁이 종족을 만나게 되었다. 이 종족은 멋진 초지를 돌보고 있었는데, 이곳에는 다양한 수정(水晶)이 자라고 있었다. 한쪽에는 붉은 홍수정이, 또 한쪽에는 마노(瑪瑙)가, 그리고 다른 쪽에는 철, 황 등이 있었다. 물방울들이 이 반짝이는 빛을 바라보고 있을 때 난쟁이들은 수정들 중에 먹고 싶은 것은 마음대로 먹어도 좋다고 했다. 신이 나서 수정을 먹던 물방울들은 점점 그 맛에 빨려들기 시작했다.

그런데 갑자기 닉스는 뭔가 진동하는 소리를 듣게 되었다. 닉스는 물방울들에게 빨리 일어서라고 재촉하고는 그들을 수정으로 된 동굴로 이끌었다. 그 동굴 속에서는 은처럼 빛나는 맑은 합창소리가 들렸다. 그 소리는 점점 더 분명하게 들렸다. 물방울들은 그 신비로운 소리를 듣고는 마음속에 무언가 기억이 떠오르기 시작했다. 물방울 하나가 옛날에 자신에게는 날개가 있었다고 말을 했다. 그러자 다른 물방울은 공기 속을 떠돌아다닌 적이 있다고 했다. 이때 누군가가 깊은 한숨 소리를 냈다.

"우리는 언제 다시 태양을 볼 수 있을까?"

이들은 천상의 음악을 뒤로 한 채 다시 위로 나아가기 시작했다. 물방울들은 다시 많은 난쟁이들이 물레방아와 직조기에 매달려 있는 것을 보게 되었다. 난쟁이들은 익숙한 손놀림으로 즐겁게 실을 자아 부드러운 섬유를 만들고 있었다.

"저게 식물들을 위한 뿌리 그물이 되는 거야."

닉스는 바삐 손을 놀리고 있는 난쟁이들을 방해하지 않도록 작게 속삭였다. 채 말이 끝나기도 전에 물방울 몇 개가 부드러운 그물에 가까이 가더니, 곧 그 그물과 하나가 됐다.

남아 있는 물방울들과 닉스가 닫혀 있는 어떤 문 앞에 도달했을 때에는 이미 수백 년의 시간이 흐른 후였다. 그때 흰 수염이 난 나이 많은 난쟁이가 다가오더니 찬란한 세상의 빛 속으로 나가는 문을 열어주었다. 마침내 환한 세상으로 나가게 된 물방울들은 껑충껑충 뛰어다니며 동굴 속 작은 폭포에 몸을 부딪쳤다. 사방에서 새로운 친구들이 모습을 나타냈다. 작은 샘은 금세 졸졸 흐르는 실개천이 되었다.

이제 재단사들이 작품을 만들 차례였다. 재단사들은 빛의 가위와 공기의 실을 가지고 물방울들에게 새로운 날개옷을 만들어주었다.

문을 지키던 나이 많은 난쟁이는 수많은 물방울들이 언젠가는 바다로 흘러갈 것이고, 몸이 뜨겁게 돼서 더 넓은 세상으로 나비처럼 날아올라갈 것이라는 사실을 알고 있었다. 또 다시 땅으로 되돌아오리라는 사실도 잘 알고 있었다.

생명의 물

물에는 에너지를 운반하고 정보를 저장할 수 있는 내적 구조가 있는 것처럼 보인다. 그렇지 않다면, 고래가 수천 킬로미터 떨어진 거리에서 서로 소통할 수 있다는 사실을 해명하기란 쉽지 않을 것이다. 오스트리아의 과학자 로슈미트가 물을 주성분으로 한 보조치료제로 임상 실험한 결과만 보더라도 그 속에 치료에 효과적인 성분이

하나도 없지만 실제로는 매우 뛰어난 효능을 보였다. 이것이 '위약 효과(Placebo effect)' 때문이라는 설에 대해서는 아직까지 논란이 계속되고 있다. 그러나 이것이 보조치료제의 효과를 설명해줄 수 있는 유일한 근거가 아니라는 사실은 이미 오래전에 확인되었다. 보조치료제는 동물에도 탁월한 효과가 있는 것으로 입증되었다.

액체 형태를 띠고 있는 물은 지구상의 모든 생명체에 없어서는 안 될 소중한 것이다. 영양분, 용해제, 운송 수단으로서 역할을 하고 있는 물은 저렴한 치료제로서도 빼놓을 수 없다.

소설가 에쉔바흐는 물의 존재에 대해 이렇게 썼다.

"나무는 물을 통해 수액을 생성한다. 물은 이 세상 모든 피조물에 생명력을 부여한다."

물은 생기와 활력을 줄 뿐 아니라 깨끗이 정제하는 역할을 한다. 또한 물은 어디에서나 간접적인 중재 역할을 한다. 물이 부족하면 세상의 모든 것들은 극단적으로 대립하게 된다. 기체, 액체, 고체라는 모든 형태로 세상에 존재하는 물은, 철학자 헤겔이 말했듯이 '모든 특별한 것의 어머니'이다.

물이라고 해서 다 같은 물이 아니다

공장의 중금속, 가정에서 나오는 세제 속에 포함된 계면활성제와 인산염, 농가에서 사용하는 살충제와 질산염, 방사성 폐기물, 선박에서 바다로 유출되는 기름, 여러 소각 과정에서 배출되는 황산과 질산 및 그로 인한 산성비, 공군에서 연료로 사용하는 등유, 그리고 특히 에너지 경제에서 사용되는 냉각수는 지표수와 지하수를 크게 오염시키고 있다. 이는 피상적으로 보이는 것보다 내적으로 미치는 해악이 훨씬 더 크다.

오늘날 거의 모든 나라에서는 식수를 어떤 것으로도 대신할 수 없는 가장 중요한 식품으로 규정하고 있다. 식수에는 어떤 병원체도 없어야 하고, 건강에 해를 끼칠 수 있는 특성이 단 하나라도 있어서는 안 된다. 또 식수는 식욕을 돋우는 것이어야 한다. 하지만 유감스럽게도 마지막 규정은 대부분의 나라에서 별로 고려되고 있지 않는 것 같다.

수질을 이야기할 때 하나의 중요한 측면이 간과되고 있는데, 그것은 바로 에너지화와 숙성도에 대한 평가다. 지표수로 흡수되지 않고 강을 따라 바다와 늪으로 흘러 들어가는 빗물은 지구의 인력에 의해 토양 깊숙한 곳으로 스며들고, 수백 년 후 다시 지표로 솟아오르게 된다. 이상적인 경우 빗물이 자연적으로 '숙성된' 물로서 다시 지표로 샘솟게 되면, 이 물은 어마어마한 정화능력과 에너지를 갖고 있으며, 그 속에 많은 미네랄도 포함되어 있다.

물은 '숙성된' 물과 '숙성되지 않은' 물로 구분된다. 일반적으로 숙성된 물은 수백 년에서 수천 년이라는 자기 발전 시간을 가진다. 하루, 일주일, 1개월, 1년이라는 시간의 주기적 변화가 지구와 식물, 동물, 그리고 인간 속에 있는 물의 흐름에 영향을 준다.

그런데 문명의 발달과 함께 상상할 수 없을 정도로 많은 물이 소비되고 있다. 이로 인해 물이 재생 기회를 박탈당하면서 지구상의 물은 점점 숙성할 수 있는 기회, 무언가를 나를 수 있는 기회를 상실하고 있다.

공장 폐수는 대부분 자정작용을 통해 정화되지 않는다. 즉 유유히 흐르는 자연적인 순환과정을 통해서는 그 속에 포함된 독성 물질을 제거할 수 없다. 그래서 직접 인공 정화장치로 보내진다. 값비싼 역학적, 화학적 정화과정을 통해 기준치에 따라 폐수 속의 유해물질이 걸러진 후 지표의 하천으로 유입되는 것이다. 하지만 유감스럽게도 비용이 적지 않게 드는 처리과정을 거친 후에도 오염된 물질들은 완전히 제거되지 않는다. 다시 말하면 일단 생명력을 상실한 물은 원래의 상태로 다시 회복하기 어렵다는 것이다.

한편 자연과학자들은 오늘날 가뭄이나 폭우, 그리고 홍수가 점점 자주 발생하는 것은 모두 물이 내적인 힘을 상실했기 때문이라고 보고 있다. 즉 대기 중의 수분이 자연의 순환체계에서 적정량만큼만 땅에 떨어지는 힘을 상실했다는 것이다.

에너지의 원천인 물

그리스 신화에 나오는 날개 달린 천마 페가수스는 말발굽 소리로 샘물을 솟아나게 할 수 있었다. 다른 전설을 보면 프랑크 왕국의 카롤루스 대제가 몸을 건강하게 해주는 샘을 파도록 했다는 이야기가 있다. 심한 류머티즘을 앓게 된 그는 치료 효과가 있는 샘물이 절실했기 때문이다. 민간 전설에도 이와 유사한 얘기는 많다. 예를 들어, 독일의 한 농부는 숲과 초원을 떠돌아다니던 중 뒷다리에 총상을 입은 노루 한 마리를 보게 되었다. 이 노루는 매일 똑같은 샘에 가서 다친 다리를 담그고 서 있었다. 그리고 노루의 상처는 점점 호전되더니 나중에는 완전히 치유되었다. 그 차가운 물은 분명 훌륭한 효과가 있었다. 농부는 이를 통해 물에는 살아 있는 강력한 힘이 있다는 사실을 깨닫게 되었다.

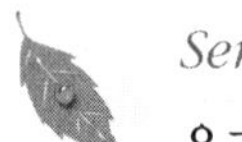

우리나라의 식수 수질기준

항 목	기준치(mg/l)	항 목	기준치(mg/l)
미생물		트리클로로에틸렌	0.03 이하
일반세균	100/ml중 불검출	디클로로메탄	0.02 이하
대장균군	50ml중 불검출	벤 젠	0.01 이하
유해성 무기물질		톨루엔	0.7 이하
납	0.05 이하	에틸벤젠	0.3 이하
불소	1.5이하	키실렌	0.5 이하
비소	0.05 이하	**심미적 영향물질**	
셀레늄	0.01 이하	경 도	300 이하
수은	불 검 출	과망간산칼륨	10 이하
시안	불 검 출	냄 새	무 취
암모니아성 질소	0.5 이하	맛	무 미
6가크롬	0.05 이하	구리	1 이하
질산성 질소	10 이하	색도	5도 이하
카드뮴	0.01 이하	세제	0.5 이하
유해성 유기물질		수소이온농도	5.8~8.6
다이아지논	0.02 이하	아 연	1 이하
말라티온	0.25 이하	염소이온	150 이하
파라티온	0.06 이하	증발잔류물	500 이하
페니트로티	0.04 이하	철	0.3 이하
카바릴	0.07 이하	망간	0.3 이하
총트리할로메탄	0.1 이하	탁도	2도 이하
페놀	0.005 이하	황산이온	200 이하
트리클로로에탄	0.1 이하	알루미늄	0.2 이하
디클로로에틸렌	0.03 이하	사염화탄소	0.002 이하
테트라클로로에틸렌	0.01 이하	계	45개

땅에서 샘솟는 물은 인류 역사상 언제나 신성한 것으로 숭배되었다. 치료 효과가 있는 샘물이 솟는 곳은 종종 광천 지대로 개발되기도 하는데, 그 다양한 치료 효과는 수많은 문헌을 통해 찾아볼 수 있다. 대부분은 눈이나 귀의 통증(여기에는 앞을 못 보고, 듣지 못하고, 또 말하지 못하는 장애까지 포함된다)에 대해 나와 있는데, 이 외에도 이른바 약수를 외용하거나 내복함으로써 발의 통증이나 마비 현상도 없앨 수 있다고 명기되어 있다.

그렇다면 이런 약수들은 숙성도가 높고 많은 에너지를 갖고 있는, 그러니까 살아 있는 것이 아닐까? 또 이런 특별한 생명력이 병든 인체를 치료하는 것이 아닐까? 이런 신비의 물이 반드시 성모 마리아가 출현했다는 프랑스의 루르드나 성스러운 순례지에만 있는 것은 아니다. 그다지 유명하지 않은, 여러분 가까이에 있는 '신성한' 약수터를 찾기만 하면 된다. 앞으로는 산책을 하면서 어디에 물이 있는지 자세히 살피도록 하라. 그리고 그 물을 한번 잘 들여다보고, 그 안에 어떤 잠재력이 있는지 발견해내도록 하라. 옛날 우리 선조들은 타고난 육감으로 숙성된 물줄기와 약수터를 찾아냈다.

물을 끌어당기는 달

달의 움직임과 우리 지구의 밀물·썰물 사이에 존재하는 상호 관계에 대해서는 잘 알려져 있다. 지구와 달은 서로를 끌어당기며, 다른 행성과 위성까지도 끌어당긴다. 밀물과 썰물은 특히 달의 인력과 지구의 원심력 사이에 존재하는 상호 작용의 지배를 받는다.

밀물과 썰물은 바다가 숨을 들이쉬고 내쉬는 것과 같다. 태양과 달은 지구의 대양과 지하의 물에만 주기적으로 영향을 주는 것이 아니다. 물로 이루어진 '인간'이라는 소우주 역시 이런 영향을 받고 있다. 때로는 끌어당기고, 때로는 밀어내면서 대우주의 질서가 인간 내부에서도 똑같이 힘을 발휘하는 것이다. 광활한 자연에서 물이 솟아올라 굽이치고 소용돌이치면서 흐르듯, 인체에서도 체액이 고동치며 흘러가고 있다.

따라서 일상적으로 사용하는 치료법에서는 음력을 기준으로 사혈 날짜를 정하는 일에 큰 비중을 두어야 한다. 대체적인 규칙만 말하자면, 보름 직전에는 사혈이나 이와 유사한 치료를 해서는 안 된다. 온갖 종류의 수술에 대해서도 이렇게 말할 수 있다. 보름달이 가까워질수록 출혈은 심해진다. 한편 몸무게를 줄이려고 할 경우, 달이 기울어지는 힘을 이용하는 것이 효과적이다. 이때에는 물이나 섬유질, 또는 지방분을 어느 정도 섭취해도 전혀 상관이 없다. 이 같은 해독의 힘은 초승달이 뜨는 날 정점에 이른다. 따라서 초승달이 뜨는 날부터 체중 감량에 들어가는 것이 가장 좋다. 한번 시험해보라. 분명 놀라게 될 것이다.

물은 유해물질의 정보를 기억한다

이 책에서는 자연적으로 샘솟아 지표의 샘을 통해 분출되는, 어느 정도 숙성된 샘물만을 물이라고 하겠다. 생명력이 없는 물들과 혼동을 방지하기 위해서다.

물방울에는 자연적인 활기찬 움직임, 즉 생명이 있다. 이 때문에 물 구조는 오늘날까지도 정확하게 규명되지 않고 있다. 1933년, 영국의 물 연구학자 버낼과 파울러는 물의 분자 구조가 섭씨 4도 이하에서는 마름모꼴의 결정 형태를 취하고 있는 반면, 섭씨 4도에서 200도까지는 석영 구조를 보인다고 주장했다.

오늘날 학계에서도 물 분자가 공 모양과 육각 피라미드 형태 사이에서 끊임없이 진동하면서 동요한다고 보고 있다. 즉 섭씨 0도 이하에서는 육각 형태를 보이지만, 0도 이상에서는 공 모양을 띠고 있는 것으로 확인됐다. 학계에서 '개방 구조'라고 부르는 물의 이 같은 특성 때문에, 다른 성분이 물에 용해되고 전달될 수 있는 것이다.

이외에도 물은 기포와 방울을 형성할 수 있다. 이것은 이른바 물의 표면장력 때문이다. 이런 특이한 현상은 소금쟁이를 관찰해봐도 알 수 있다. 소금쟁이의 발 아래 물 표면이 움푹 들어가는 것을 보면 마치 물이 피부로 이루어진 것 같다. 이와 동시에 물은 열과 물질 성분, 공기와 빛을 수용하고 통과시킬 수 있다.

파라오가 지배하던 이집트 시대부터 사람들은 이미 물을 잘 흔들고 저으면 수용 능력이 더 커진다는 사실을 알고 있었다. 동종요법(同種療法)의 창시자인 사무엘 하네만은 고체 속에 내재되어 있는 힘은 흔들거나 두들김으로써 외부로 다시 표출되어 액체 매체로 전달된다는 이론을 바탕으로 새로운 치료법을 발견했다. 그에 따르면 물은 마치 다양한 첨가물의 정보를 기억하는 능력을 지니고 있는 것처럼 보인다. 강하게 흔들어서 그 속에 어떤 물질도 더 이상 보이지 않도록 희석시켜도 물에는 첨가물에 대한 정보가 남아 있다. 정보를 기억하는 물은 강력한 치료제로서 작용할 수 있다. 즉, 동종요법의 효과는 단순한 샘물 등으로 물질을 희석시켜서 물질적 효능 성분이 그 속에 남아 있지 않음에도 불구하고 오히려 희석도가 증가할수록 치료 효과가 높아진다는 것이다.

많은 생물학자나 물리학자들의 말대로라면, 생명 유지에 꼭 필요한 물은 긍정적인 정보 외에도 부정적인 정보를 모두 기억하고 있는 특성이 있다.

유해물질로 오염된 물은 기술적인 식수 처리 과정을 통해 물리화학적으로 상당 부분이 정화됨으로써, 그 어떤 오염 입자나 박테리아도 그 속에 존재하지 않는다. 그러나 유해물질에 대한 정보 자체는 전자기적 떨림의 형태로 물속에 그대로 남아 있다. 심지어는 증류수에서도 이는 마찬가지이다.

필라델피아 템플 대학의 볼프강 루드비히 박사는 일정한 주파수대의 '정화된' 물에는 정화되기 이전에 입자 형태로 존재하고 있었던 유해물질이 들어 있다는 사실을 뢴트겐 광선, 레이저 광선, 초음파, 독성 결합법 등을 통해 입증할 수 있다고 주장했다. 물론 루드비히 박사는 물이 자연 속에서 섞고 섞임을 반복하면서 스스로 정화되고 유해물질들을 제거한다고 밝혔다. 어쨌든 자연은 자생 능력이 있는 것처럼 보인다.

물을 이용한 치료제 만들기

물을 이용한 간단한 치료제를 만들기 위해서는 우선 약초와 첨가물을 준비해야 한다. 이와 관련해 4장 '약초 및 기타 첨가물'에 나와 있는 목록과 효능을 참고하기 바란다.

약초는 특정 시간이나 계절에 맞춰 준비할 수 있다. 즉, 이른 아침에는 신선한 잎을 준비하고, 벌과 나비가 날아드는 시기에는 향기가 나는 부분을 집중적으로 준비하는 것이다. 반대로 뿌리 부분은 주로 가을이나 겨울에 준비한다.

즙 우려내기와 달이기

가까운 들판이나 숲에서 자라고 있는 약초로부터 그 약효를 얻어내기 위한 가장 손쉬운 방법은 모아놓은 신선한 식물 혹은 서서히 건조시킨 식물의 일부분을 푹 끓이거나(잎, 연한 녹색 줄기) 달이는(딱딱한 줄기, 뿌리) 것이다.

차는 우려낸 물을 걸러내기 전에 보통 10분 정도 끓인다. 약초를 이용할 경우에는 그 에테르 오일이 휘발되면서 효능이 없어지지 않도록 절대로 끓여서는 안 된다.

음료 만들기

보조치료제의 희석도는 '원액'에 따라 달라진다. 원액은 약초를 매우 조심스럽게 이용해 만든다. 식물의 잎이나 꽃봉오리 또는 꽃을 햇볕이 잘 통과하는 통에 넣고, 신선한 샘물을 채운다. 햇볕이 그 안을 비추는 동안 음료가 숙성된다. 식물의 약효가 있는 부분들이 물의 치유 능력을 증폭시킨다. 10분이 지나면 원액으로부터 희석된 보조치료제가 만들어진다. 물론 몇 시간 동안 숙성시켜도 아무런 해가 없다. 또 매일 관리만 잘 한다면 며칠 또는 몇 개월까지 숙성 기간을 연장시킬 수도 있다. 충분히 희석되지 않은 음료는 손이나 발을 씻거나 목욕하면서 사용할 수도 있다.

여러 희석도의 보조치료제

10ml 갈색 유리병에 준비해놓은 원액을 스포이트를 이용해 3~5방울을 떨어뜨리고, 신선한 샘물이나 에너지가 있는 수돗물을 병의

절반까지 채운다. 코르크로 병을 막고 손바닥으로 100번 정도 세게 두드린다. 이렇게 해서 활기를 불어넣은 물은 희석도 100분의 1인 물에 해당한다.

두번째 과정은 병 속에 든 내용물을 비워 병에 몇 방울만 남기도록 하고, 다시 물을 절반까지 채우는 것이다. 그런 다음 위에서 언급한 첫번째 과정을 반복해 흔들어준다. 이렇게 해서 희석도 100분의 2인 물을 만든다. 이런 과정을 30번 반복하면 매우 효능이 높은 물을 얻을 수 있다. 이때 마지막으로 흔들어줄 때에는 물 대신 적어도 농도 30퍼센트의 알코올을 넣는다. 알코올은 보존에 적합하도록 에너지를 고정시키는 역할을 한다.

비교적 피상적인 치료 효과를 얻기 위해서는 스포이트로 원액 한 방울만 떨어뜨리고 물을 아홉 방울 첨가한다. 그런 다음 손바닥으로 열 번 세게 쳐주기만 하면 된다. 이렇게 하면 10분의 1 희석제를 만들 수 있다. 이 과정은 여섯 번이나 열두 번만 반복하는 것으로 제한한다. 마지막으로 흔들기 전에는 앞서 이야기한 대로 알코올로 고정시키는 것을 잊지 않도록 한다.

보조치료제의 사용량

10분의 1 희석 계열 약제는 위급할 경우 자주 사용하도록 한다. 25분마다 5~7방울 정도 떨어뜨려 사용하되, 알코올 농도가 있기 때문에 어린이의 경우에는 물로 약간 희석시켜 가능한 한 혀나 구강점막에 떨어뜨려 사용한다.

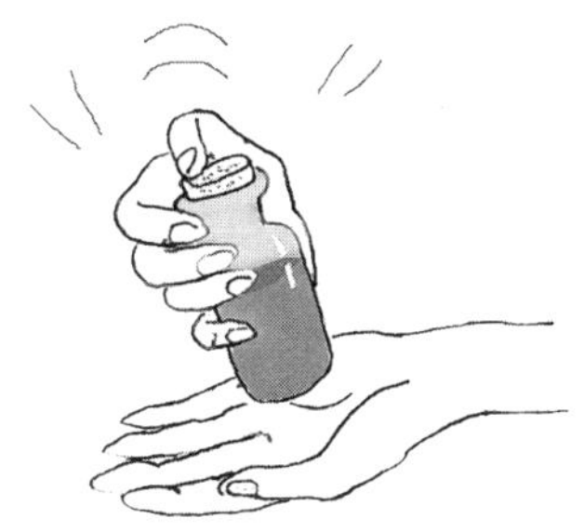

　이보다 효과가 더 높은 100분의 1 희석 계열 약제 역시 급성 증상에 유용하게 이용할 수 있다. 이 경우 약 한 시간마다 1~2방울 혀에 떨어뜨리고, 어린이는 소주 한 잔 정도 물을 첨가해 희석시켜 사용한다. 동일하거나 비슷한 통증이 일정한 간격으로 반복해 나타나는 만성 질환의 경우에는 반대로 매일 몇 방울씩만 사용하도록 한다.

　기본적으로 잊지 말아야 할 것은 사용하기 전에 치료제가 담긴 병을 손바닥으로 세게 몇 번씩 쳐서 흔들어 사용해야 한다. 또한 금속은 약효를 떨어뜨린다. 따라서 금속으로 된 숟가락이나 컵으로 약을 뜨거나 마셔서는 안 된다. 효능이 그대로 유지되는 자기나 유리를 이용한다. 이는 대량 생산되어 나오는 모든 보조치료제에 대해서도 마찬가지이다.

2 물요법이란 무엇인가

물요법은 어마어마한 치유 능력을 갖고 있는 물로부터, 특히 일상에서 손쉽게 자주 이용할 수 있는 간단한 치료 방법을 골라 실행하는 것이다. 이 책에서는 이에 대해 자세하게 설명함으로써, 여러분에게 부작용(금기), 치료 효능(징후), 사용법 등을 제공하고 있다. 이로써 여러분은 예방 차원에서뿐만 아니라 위급한 경우 적절한 방법을 사용할 수 있을 것이다. 여러분이 만약 의사라면 환자들을 안심시킬 수도 있고, 또 의사 스스로 고통을 호소하는 환자 곁에서 손놓고 지켜보고만 있다는 느낌을 받지 않아도 될 것이다.

물론 삶의 태도와 영양분 섭취도 일상의 건강에 매우 중요한 역할을 한다. 여기에 다시 물요법을 충실하게 이행한다면, 우리의 삶은 그 무엇과도 바꿀 수 없을 정도로 달라질 것이다.

7장 '여러 가지 증상'에는 급성 발병과 경미한 질병의 증상 및 합병증에 대한 간략한 설명이 나와 있다. 이를 바탕으로 해당 증상에 알맞은 물요법을 이용할 수 있다.

이 책에서 설명하는 모든 물요법은 예방 차원분 아니라 급성 발병에도 이용할 수 있음을 밝혀둔다. 그러나 심각한 질병이나 합병증이 있을 경우에는 반드시 전문의로부터 치료를 받도록 해야 한다. 심각한 질병으로 의심되는 경우로는 다음과 같은 것들이 있다.

· 미열이 지속적으로 반복될 경우(섭씨 38도 미만)
· 사흘 이상 치료에 따른 부작용이 계속되면서 고열이 날 경우(섭씨 39도 이상)
· 4주 이상 기침이 계속될 경우
· 자가 요법과 함께 부정적인 증상이 나타날 경우(통증, 부기, 피부가 붉어짐)

물요법으로 질병 치료가 가능하다

물요법은 매우 다양하기 때문에 하나하나 익혀 나가기 위해서는 어느 정도 인내가 필요하다. 물요법은 우리가 익히 알고 있는 것처럼 활기를 주고 질병을 예방하는 데 가장 효과적인 방법 중 하나일 뿐 아니라 근본적인 질병 치료까지 가능하다.

물요법을 설명하면서 각각의 부작용(금기)도 함께 포함시켰는데, 이는 물요법을 잘못 사용하지 않도록 하기 위해서다. 물을 이용한 온도와 습도 변화는 공기를 통한 변화보다 인체에 200배는 더 강력한 영향을 미친다. 특히 심장에 찬물 치료법을 이용할 때에는 쇼크를 받지 않도록 주의해야 한다.

물요법으로 세계적인 명성을 얻었던 크나이프 신부는 "물요법은 병을 치료할 뿐 아니라 몸을 강하게 한다."라고 말한 바 있다. 조심스럽게만 이용하면, 치료법의 부작용을 피할 수 있다. 특히 냉온수 자극요법과 혼합 자극요법은 다음과 같은 효능을 지니고 있다.

· 신진대사 장애와 병원균 및 독성을 해소한다.
· 발병 물질이 간을 통해 생리학적으로 제대로 배출되도록 한다.
· 정화된 혈액이 장애 없이 다시 순환되도록 한다.
· 약화된 체질을 강화시키는 데 효과가 있다.

냉온수 자극요법의 효과

· 국소 자극을 줄 경우(부분적인 물 흘리기, 부분욕 또는 부분습포)에도 원칙적으로 물의 온도는 인체 모든 부분에 영향을 준다.
· 특히 목욕을 할 경우에 물의 압력은 호흡과 혈액순환에 매우 중요하다.
· 목욕할 때 다양한 첨가물을 넣고, 약초를 감거나 약초를 흡입 사용할 경우 원하던 자극효과가 더 커진다.
· 마찰이나 브러시 마사지 등과 같은 역학적인 자극은 물의 온도 효과를 높여주지만, 반드시 병행해야 하는 것은 아니다.

크나이프의 절대 규칙

"더 부드럽고 조심스러울수록 효과적이다."

이 책에 나와 있는 대로 물요법을 이용하기만 하면 아무런 해도 없다. '거칠고 격렬한 치료'는 이제 사라져야 할 때이다. 자신의 직관을 강하게 믿도록 하라. 건강한 이성을 차분히 적용하되, 동시에

내면의 목소리에도 귀를 기울이라. 그리하여 내면의 모습을 주의 깊게 관찰하고 느껴보도록 하라. 여러분 내면에 있는 '환자' 는 어떻게 반응하고 있는가? 어떻게 해야 좋을까? 치료를 하는 과정에서 여러분의 환자는 어떻게 신음하고 있는가? 이 모든 것에 대한 지각 능력을 강화하라.

물요법에서 지켜야 할 기본 원칙

어떤 종류의 물요법이든 환자가 거부할 때에는 결코 사용해서는 안 된다. 대화가 통할 만큼 성장한 어린이나 성인이 치료를 거부할 경우에는 이 치료법의 필요성에 대해 차분하게 설득하도록 한다.

반면 치료 대상자가 나이가 어릴 경우에는 자연스러운 호기심 자극법을 적극 활용하는 것이 좋다. 즉, 가능하면 감자 으깨기 등 어린이들이 몰입할 수 있는 일을 미리 준비해두는 것이다.

물요법 초보자, 아주 어린 사람이나 노령자, 몸이 약하거나 아픈 환자, 천성적으로 몸에 열이 부족한 사람, 빈혈환자나 신경과민환자는 처음 물요법을 시작할 때 적어도 22~29도가 되는 약간 차가운 물로 시작한다. 이외에 실내 환경에도 주의를 기울여야 한다.

- 기온 : 섭씨 20도 이상
- 향기 : 긴장이 풀릴 정도
- 빛 : 약하게, 경우에 따라서는 양초 사용
- 소리나 울림 : 명상적인 분위기가 들 정도

환자가 치료 전에 소변을 보도록 신경을 쓴다. 물요법은 시간이 꽤 걸리기 때문에 관장을 통해 미리 장을 비우도록 하는 것도 좋다. 차분하고 침착하게 필요한 모든 치료 과정을 이행하되, 신속하게 행동하도록 한다. 물요법이 끝난 뒤에는 (침대에서) 편안하게 휴식을 취하거나 가벼운 산책을 하는 것이 좋다.

주요 규칙

· 어떤 경우에도 식사 전후에 물요법을 실시해서는 안 된다.

· 환자가 오한을 느끼거나 추위로 몸이 얼어 있을 경우에는 따뜻한 물만 사용해야 한다.

· 외풍이 있는 곳에서는 물요법을 실시하지 않는다.

· 아직 물요법에 '단련되지 않은' 환자에게는 원칙적으로 따뜻한 물이나 미지근한 물로 시작해 찬물로 끝낸다. 이런 방법을 일정 기간 동안 규칙적으로 실시할 경우 장기 기능이 강화된다.

· 따뜻한 물을 몇 분 동안 사용하면 피부의 땀구멍이 열려 신진대사 노폐물을 씻어낼 수 있다.

· 아침에 차가운 물로 짧은 시간 내에 치료할 경우 몸에 활력을 주고 원기를 북돋을 수 있다. 차가운 물로 인한 심장마비를 막기 위해서는 가급적 심장에서 가장 먼 부위부터 시작한다. 즉 오른쪽 무릎에서 시작해 허벅지로 올라온 뒤 전신욕을 실시한다.

· 환자의 체온에 따라 물 온도를 달리해야 할 경우에는 간단하게 체온계를 겨드랑이에 넣어 체온을 측정한다.

· 환자 반응에 따라 치료 시간을 정한다. 피부가 붉게 변하면서 원하던 인체 반응이 나온 것으로 확인될 경우, 혈액의 산소 결핍으로 피부가 짙은 청자색으로 변하는 치아노제(zyanose) 현상이 나

타나지 않도록 즉각 치료를 중단한다.

· 치료를 하는 동안 목욕물 온도를 조정해야 할 경우에는, 온도를 조정한 물을 언제나 환자 발에 먼저 흘려 온도에 적응하도록 한다.

· 물요법을 실시한 후에는 수건으로 닦거나 세게 문지르지 말고 손을 이용해 대충 문질러 물기를 제거한다. 환자의 경우에는 따뜻한 침대에 뉘어 잘 덮어서 물이 마르게 한다. 단, 특정 부분욕의 경우에는 예외가 있다. 또 다른 방법은 손으로 물을 털어낸 다음 빨리 옷을 입는 것이다. 물론 마나 울처럼 천연 소재로 된 직물이 가장 좋다. 그런 다음 체온이 다시 돌아오도록 가볍게 몸을 움직인다.

· 진균에 의한 발병을 막기 위해서는 물요법을 실시한 후 항상 손과 발가락 사이, 겨드랑이, 그리고 생식기 부위를 잘 말려야 한다.

· 물요법을 실시한 후에는 항상 상쾌하고 가뿐한 기분이 들어야 한다. 그렇지 않다면 치료법이 잘못된 것이다.

피부를 자극해서 몸을 치료한다

피부는 표면적이 가장 넓은 기관으로, 수많은 수용체를 갖고 있다. 피부는 열이나 추위, 압력 등 물리적 자극에 반응한다. 또 개미나 해파리 등의 접촉으로 인한 동물성 혹은 식물성 화학 자극을 비롯해 다양한 물질들이 피부에 영향을 준다. 피부조직 수용체의 절반은 통증 수용체이다. 이 수용체는 이른바 말초신경계의 일부로, 피부가 느낀 것을 끊임없이 뇌에 전달한다. 이외에도 우리의 신경계는 내분비선조직과 밀접하게 연결되어 있다. 이 내분비선조직과 신경계는 매우 복잡한 인체의 조정을 담당한다.

뇌와 척수는 함께 중추신경계를 형성하고 있다. 신경은 수용체의 자극을 척수로 전달한다. 척수 각 부분에는 반사 성질이 있어, 이를 통해 자극이 뇌까지 최종 전달된다. 이때 각각의 자극을 전달하는 신경은 내부 장기에까지 연결되어 있다.

신경 자극은 모세 혈관까지 도달한다. 중추신경계는 자극이 있다는 사실을 알게 되면 곧바로 자율신경계와 내분비선조직을 통해 자극에 대항하는 통제 명령을 내리게 된다. 자율신경계는 의지와 의식의 지배를 받지 않는 신경계의 일부이다. 피부 수용체가 받아들인 정보는 긴밀하게 연결되어 있는 신경계를 통해 간접적으로 내부 장기에까지 영향을 준다.

이제 인체 기관이 왜 개별적으로 질환에 걸리지 않고, 우리 몸 전체가 아픈지 이해했을 것이다. 질병을 유발하는 자극이나 치료 목적으로 사용하는 의식적인 자극은 인체 모든 곳에 영향을 준다고 할 수 있다. 물요법이 효과적인 것도 바로 이런 이유에서이다.

인체 표면에서 내부 기관으로 진행되는 주요 에너지 전달 경로는 다양한 장기 체계로 분류된다. 이때 중요한 개념은 삶의 에너지(기)와 체액(혈)의 상호 조화라고 할 수 있다. 장기의 기능과 직접적인 관련이 있는 주요 에너지 전달로의 시작 혹은 끝 부분은 손이나 발, 좀더 정확히 말해 손가락 끝이나 발가락 끝에 있으며, 에너지 흐름을 통해 시작점과 종착점을 서로 연결한다. 대장, 소장, 심장, 폐, 심낭은 손의 영향을 크게 받고, 반대로 방광, 담낭, 간, 위, 비장, 췌장, 신장은 발의 영향을 받는다.

족구반사법에서는 발가락을 포함한 발바닥에 인체의 모든 장기가 그대로 반영되어 있다고 본다. 해당 장기에 상응하는 발바닥 또는 발가락을 엄지손가락으로 주무르고 마사지함으로써 훌륭한 효과를 얻을 수 있다.

족구반사법을 물요법과 연결시켜 생각해보면, 에너지 전달 과정과 인체의 반응 부위를 이용해 경우에 따라 적절한 첨가물을 넣어 족욕(足浴)이나 수욕(手浴)을 하는 것으로 인체 내부 장기가 적절한 효능을 볼 수 있다.

족욕과 수욕을 위한 도구

필요한 경우 언제든지 사용할 수 있도록 다음과 같은 기본 도구와 특수 도구를 마련하도록 한다. 나머지 도구들은 각 가정에 모두 있는 것들이다.

외부의 열이나 습기로부터의 영향을 피하기 위해 이제부터 여러분이 사용하려는 직물은 모두 천연소재로 된 것이어야 한다. 특히 마나 모, 면 또는 생사로 된 직물이 좋다.

기본 도구
· 울로 된 커다란 수건 여러 장
· 울 담요 2장
· 욕실용 수온계
· 체온계
· 고무 보온주머니 2~3개
· 둥근 목욕용 브러시
· 고무 관장기(좁은 부위를 세척할 경우에만)
· 경우에 따라서 목욕용 신발도 필요(사우나의 경우에만)

특수 도구

· 4장에 나와 있는 치료제 및 보조제

· 고무 관주기(넓은 부위 세척의 경우에만)

· 오일 분산장치(오일 분산욕의 경우에만)

3장에는 물요법에 필요한 각종 도구의 체크 리스트가 나와 있다.

간단한 물요법의 종류

신경 및 혈관 강화, 원기 부여, 면역력 증대에 효과적인 방법

· 맨발로 걷기

· 샤워(차가운 물로 짧게 한 다음 다시 따뜻한 물로 짧게)

· 얼굴에 물 흘리기(차갑게)

· 냉수마찰(상반신, 하반신, 전신)

· 관장(차갑게)

· 무릎에 물 흘리기(차갑게)

· 목덜미에 물 흘리기(차갑게)

· 사우나

· 허벅지에 물 흘리기(차갑게)

· 젖은 수건 위에 앉기(흠뻑 젖은 차가운 수건)

· 맨발로 이슬 젖은 풀밭 걷기

· 전신욕과 부분욕, 좌욕과 반신욕(모두 차갑게)

· 물속 걷기

· 습포, 압박붕대(차갑게)

신진대사 조절에 효과적인 방법

· 수욕 및 족욕(따뜻하게)

· 오일 분산욕(체온 정도로 따뜻하게)

통증 및 경련 완화에 효과적인 방법

· 샤워(따뜻하게)

· 오일 분산욕

· 모래욕(건조하면서 따뜻하게 혹은 건조하면서 뜨겁게)

· 좌욕 및 반신욕(따뜻하게)

· 건조 팩

· 습포, 압박붕대(뜨겁게)

순환 자극에 효과적인 방법

· 샤워(차갑게)

· 전신 마찰(차가운 물과 따뜻한 물 교대로)

· 상반신 또는 전신 마찰(차갑게)

· 전신욕(차갑게)

진정 및 긴장 이완에 효과적인 방법

· 브러시 마사지 목욕(수온을 점점 높이면서)

· 허벅지에 물 흘리기(차가운 물과 따뜻한 물 교대로)

· 전신욕(따뜻하게)

혈액순환 촉진에 효과적인 방법

· 족욕(체온 정도로 따뜻하게)

· 냉수마찰(상반신, 하반신, 전신)

· 젖은 수건 위에 앉기

· 전신욕(따뜻하게)

· 습포, 압박붕대(차갑게)

가래를 삭이고 몸속의 독소를 배출하는 데 효과적인 방법

· 기본욕(체온 정도로 따뜻하게)

· 증기욕

· 흡입욕

· 찜질(온찜질)

· 진흙욕

· 사우나

· 세척 또는 관장(둘 모두 체온 정도로 따뜻하게)

· 전신욕(수온을 점점 높이면서 따뜻하게)

체온을 낮추거나 열을 내리는 데 효과적인 방법

· 관장(차갑게)

· 하반신 마찰(차가운 물로 지속적으로 실시)

· 습포, 압박붕대(차갑게)

체온을 높이는 데 효과적인 방법

· 브러시 마사지 목욕(수온을 점점 높이면서)

· 건조 팩

· 전신욕(수온을 점점 높이면서 뜨겁게)

치료효과 보조 및 강화에 효과적인 방법

· 문지르기
· 브러시 마사지 목욕
· 약초 및 기타 첨가물 넣기

위에서 간략하게 언급한 외용법은 모두 인체에서 표면적이 가장 넓은 기관인 피부를 이용하는 것이다. 테니스장 두 개를 합친 넓이인 '숨쉬는 피부' 폐는 일단 여기에서는 고려하지 않기로 한다.

피부는 외부와 인체를 구분 짓는 경계이자, 외부의 거친 영향으로부터 우리를 보호하는 역할을 한다. 앞서 언급한 것처럼, 피부는 외부로부터 받은 자극을 신경을 통해 뇌로 전달하는 인지 세포를 갖고 있다. 즉 광범위한 의미에서 피부 역시 신경계의 일부라고 할 수 있다. 결국 피부를 치료하는 것은 신경계를 치료하는 것과 같다.

20세기 초만 하더라도 무리한 육체노동이 신진대사에 커다란 악영향을 주었다. 당시 사람들은 주로 신진대사와 관련된 질병을 앓았으며, 이는 약효에 따라 처방된 차를 마시는 것으로 치료할 수 있었다. 이와 달리 오늘날에는 질병 대부분이 과도한 신경계 혹사가 원인이 되고 있다. 이제는 매일 끊임없이 흘러드는 자극의 홍수 속에 살고 있는 것이다.

여러분은 이제 물요법이 왜 현대인에게 좋은 효과를 주는지, 그리고 왜 많은 증상에 대해 치료 또는 완화 효과가 있는지 어느 정도 이해했을 것이다. 7장 '여러 가지 증상과 물요법'을 참고하기 바란다.

3 누구나 쉽게 할 수 있는 물요법

수면장애나 신경과민 현상을 겪고 있는가? 손발이 차갑거나 정맥류 또는 위나 장에 가스가 차는 풍기(風氣)가 있지는 않은가? 혹시 여러분 자신이나 가족 중에 감기에 자주 걸리는 사람은 없는가? 고열에 시달릴 때 재빨리 열을 내릴 수 있는 방법은 없는가? 이와 유사한 모든 증상에 대해 물요법이 큰 도움이 될 것이다.

열은 질병이 아니다

열은 예상하지 않았던 외부 침입자에 활발하게 대응하고 있다는 건강한 신체의 표시이다. 박테리아와 바이러스 혹은 기생충으로 인해 체온이 38.5도 이상이 되면 몸 상태가 나빠진다. 기본적으로 열은 인체의 고등 방어체계로서 매우 바람직한 것이다. 체온이 상승하면 신진대사가 촉진되고, 몸에 침입한 독성 물질의 배출이 원활해진다. 열 그 자체는 인체에 전혀 위험하지 않다. 특히 수분 비율이 높은 어린아이들의 경우에는 더욱 그렇다. 그러나 이때 체온 상승과 함께 땀이 많이 배출되는 만큼 부족한 수분을 충분히 섭취하는 데 유념해야 한다.

39도 이상 고열이 지속되면서 불안감이 들고 혼미해질 경우에는 부드럽게 관장이나 종아리 감기를 실시해, 열을 무조건 내리기보다는 다른 곳으로 유도하도록 한다. 보조치료제를 이용할 경우 열을 통해 몸을 오히려 건강하게 만들 수도 있다. 한편 상처가 난 곳에서 국소적으로 열이 발생하는 것도 지극히 정상적인 반응이다.

물로 이루어진 인체는 나이가 들수록 점점 고체화된다. 신생아의 경우 체내 수분 비율이 70퍼센트가 넘지만, 65세가 되면 50퍼센트 정도로 낮아지는 것이 보통이다. 따라서 고령이 되면 열이 날 경우 뿐 아니라 평상시에도 항상 충분한 수분 섭취에 신경 써야 한다.

확실한 것은 인체의 수분 비율이 높을수록 고열에도 더 잘 대처하고 극복할 수 있다.

마찰요법

냉수(수온이 16도가 넘지 않도록 한다. 물이 차가울수록 더욱 효과적이다)만 사용하거나 온수와 냉수를 교대로 사용한다. 몸의 상태가 좋지 않은 환자들의 경우에는 체온과 같은 미온수를 이용한다.

기본 도구
· 짜임이 조야하고 거친 수건(손바닥 크기로 접는다)
· 냉수(환자의 상태에 따라서는 차가워서 놀랄 정도가 좋다)

치료법

손바닥 크기로 접은 수건을 적셔 사용한다. 그러나 흠뻑 적시지 말고 물을 짜서 사용하도록 한다. 치료하는 몸의 부위가 바뀔 때마다 새로 물을 적신 뒤 짜서 사용한다.

환자가 혼자 자신의 어깨와 등을 치료할 때에는 수건을 펴서 끝부분을 잡고 어깨 위아래, 등 좌우를 문지르되 압력은 가하지 않는다. 마찰을 하는 동안 숨을 깊게 들이쉬었다가 내쉬기를 반복한다.

상반신 마찰

상반신 마찰은 가슴 부분의 혈액순환을 촉진하고 강장을 도와 특히 감기, 목·코·인후 염증, 기관지염, 신경성 몸살에 효과가 있다. 아래에 제시된 치료과정을 아침 혹은 저녁에 1일 1회 실시한다.

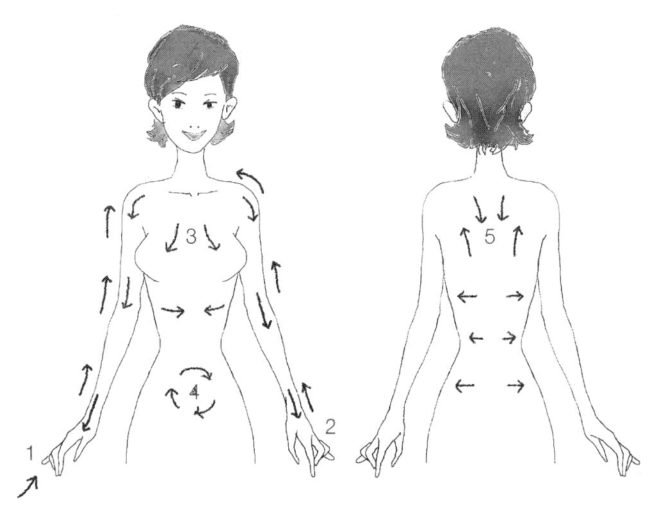

· 오른팔 새끼손가락 측면에서 시작해 팔 바깥쪽을 따라 팔꿈치를 거쳐 어깨높이까지 올라간다. 어깨부터 다시 팔 중앙부분을 따라 손등까지 내려간다. 그후 다시 손바닥부터 팔 안쪽을 따라 겨드랑이까지 부드럽고 매끄럽게 밀어 올라간다.

· 왼팔도 똑같은 방법으로 시행한다. ·

· 이제 목부터 가슴으로, 그리고 팔 아래쪽 몸통 바깥에서 중앙쪽으로 여러 번 시행해 상반신 전체를 자극한다. 이때 배꼽 부위는 자극하지 않는다.

· 그 다음 배꼽 주위를 시계 방향으로 1회 자극한다.

· 마지막으로 어깨와 등에서 시작해 허리부분까지 앞의 과정을 똑같이 수행하도록 한다.

하반신 마찰

하반신 마찰은 특히 발이 차갑거나 정맥류가 있을 때, 풍기나 변비 또는 수면장애에 탁월한 효과가 있다. 또 하체나 복부 기관의 혈액순환을 촉진할 뿐 아니라 열을 내리는 효과도 있다. 아래에 제시된 과정을 아침 혹은 저녁에 1일 1회 실시한다.

· 오른발 새끼발가락 측면에서 시작해 발등 바깥쪽부터 위로 계속 올라간다. 허리 부근에서 안쪽으로 돌아 다시 발가락 끝까지 부드럽고 매끄럽게 밀어 내려간다.

· 왼쪽 다리도 똑같은 방법으로 시행한다.

· 그 다음 배꼽 주위를 시계 방향으로 1회 자극한다.

· 계속해 오른쪽 뒤꿈치 바깥쪽에서 시작해 위로 올라간다. 엉덩이 주름이 있는 부근 안쪽에서 다시 발바닥까지 아래로 내려간다.

· 똑같은 방법으로 왼쪽 다리 뒤쪽도 자극한다.

· 시계 방향으로 오른쪽 엉덩이를 둥글게 자극한 다음 왼쪽 엉덩이도 똑같이 자극한다.

· 마지막으로 아래의 그림대로 양 발바닥을 자극한다. 오른쪽 발바닥을 먼저 자극하고 그 다음에 왼쪽 발바닥을 자극한다.

열을 내리기 위해 하반신 마찰을 할 경우에는 20~30분 간격으로 똑같은 과정을 5~6번 반복 수행한다.

금기

급성 정맥염이 있는 사람은 실시해서는 안 된다.

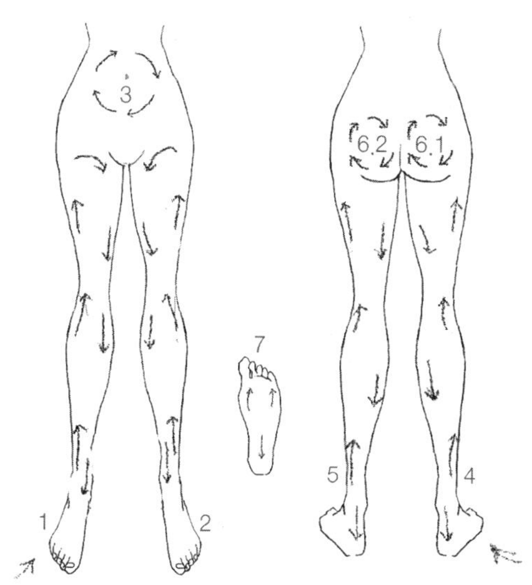

신진대사를 촉진하는 전신 마찰

전신 마찰은 특히 수면장애와 발열, 풍기, 비만, 근육 경련 또는 폐렴에 효과가 높다. 또 신진대사를 촉진하고 과민한 신경을 진정시키며, 혈액순환과 강장에도 효과가 탁월하다. 상반신과 하반신 마찰법을 참고하여 저녁에 1일 1회 실시한다. 단, 회복기에는 아침에 실시해도 무방하다. 최대 치료시간은 2분으로 제한한다.

특별한 질병은 없지만 아침에 자고 일어나면 몸이 개운하지 않은 사람은 매일 아침 냉수와 온수를 교대로 한 전신 마찰을 실시하면 좋다. 처음에는 40도 정도 되는 온수로 치료 과정을 1회 실시한다. 온수로 1회 실시한 다음에는 바로 냉수(수온이 16도가 넘지 않도록 한다)로 실시한다.

냉수와 온수를 교대로 사용하는 전신 마찰은 혈액순환 장애가 있거나 회복기에는 절대 실시해선 안 된다.

크나이프 신부는 이런 '강제적 행위'가 원칙적으로 필요하지 않다고 반대했다. 피부의 혈액순환을 돕기 위해 규칙적으로 자극하기 위해서는 따로 물리적인 힘이나 시간을 들이지 않고서도 마처럼 거친 직물로 된 내의를 입는 것으로 충분하다는 것이다.

그렇지만 피부의 민감도에 따라 냉수를 이용해 이 같은 효과를 더욱 높이려면 거친 수건으로 약간의 힘을 가하는 것이 좋다. 물론 이 경우 전체 과정이 5분을 넘지 않도록 한다. 마찰해주는 것보다 피부에 물을 묻혀주는 것이 더 중요하다는 사실을 언제나 명심하라.

금기

급성 정맥염이 있는 사람은 실시해서는 안 된다.

목욕 및 브러시 마사지

기원전 8세기 호머의 서사시를 보면 그리스 신화에 나오는 영웅 오디세우스가 목욕을 매우 높이 평가하고 직접 목욕을 했다는 기록이 있다.

온수와 냉수에 대해 실제 우리가 느끼는 온도는 개인차가 심해, 객관적으로 어느 정도가 온수이고, 어느 정도가 냉수인지 딱 잘라 말할 수 없다. 우리 몸이 느끼는 체감 온도는 개인차가 있지만, 같은 사람이라도 피부 부위에 따라 다를 수 있다. 부위에 따라 9~10도 차이가 나는 것이 보통인데, 열이 있을 경우에는 당연히 그 차이가 훨씬 더 커진다. 가령 발 온도는 26도, 머리 부위는 35도까지 될 수도 있다.

비교적 체온이 높은 사람(열이 있는 사람)은 전신욕을 하되 40도의 뜨거운 물에 바로 들어가는 것이 좋다. 그러나 체온이 상대적으로 낮은 사람은 미온수에서 시작해 차츰차츰 뜨거운 물로 옮겨가는 것이 효과적이다.

다시 한번 말하지만, 환자의 민감도를 먼저 파악하고 난 후, 그에 맞춰 치료 목적과 목욕 조건을 정하는 것이 좋다. 먼저 환자를 관찰하고, 그런 다음 그에 맞춰 행동을 취해야 한다는 것을 언제나 기억하라. 이 책에서 말하는 수온은 평균적인 기준치를 말하는 것으로 이해하면 된다.

질병의 주범 스트레스

스트레스가 현대에 나타난 시대 현상이라고 주장하는 것은 잘못된 일이다. 마지막 빙하기 시대 사람들도 생존을 위한 압력, 씨족의 음식을 구하고 각종 위험으로부터 자신을 보호하기 위한 압력에 시 달렸다.

그러나 새로운 천년에 접어든 오늘날 인간이 과거에 비해 훨씬 더 다양한 종류의 스트레스에 노출되어 있는 것은 사실이다. 스트레스 가 건강에 미치는 영향에 대해 이야기할 때에는 '긍정적' 스트레스 와 '부정적' 스트레스로 나누어 생각할 필요가 있다. 건강에 해를 입지 않은 채 견뎌내고 극복할 수 있을 정도의 스트레스는 긍정적 스트레스라고 할 수 있다. 그러나 과도한 스트레스, 즉 부정적 스트 레스는 종종 불면증이나 면역체계 약화, 고혈압, 위장 장애를 비롯 해 급격한 허탈 상태 등 여러 장애를 일으킨다. 각종 놀이나 농담도 에너지를 빼앗아가는 스트레스를 유발시킬 수 있다.

스트레스를 받는 상황에서 나타나는 도피 혹은 공격적 반응을 통 해 부신피질호르몬인 아드레날린이 배출되면서 혈압이 높아지고 맥 박이 빨라진다는 사실은 오늘날 익히 알려져 있다. 물론 이로 인한 혈압 상승과 산소공급 증가가 항상 바람직한 것은 아니다. 특히 더 이상 어쩔 수 없는 돈 문제나 다른 어려움으로 고민하는 대신 잠을 자야 할 경우에는 아드레날린 분비가 커다란 장애가 된다.

이런저런 걱정으로 스트레스를 받고 있다면, 한번 '긍정적인 사 고'를 가져보도록 하라. '난 해낼 거야' 혹은 '난 할 수 있어'라고 되뇌어보라. '에라, 나도 모르겠다' 혹은 '더 이상의 노력은 불가능 해' 등과 같은 부정적인 생각에는 빠져들지 말라. 여러분의 무의식 속에 일단 긍정적인 사고가 입력되면, 부정적인 생각은 더 이상 자 리할 여지가 없다. '해결해내겠다', '노력하겠다'라고 생각하는 것 이 중요하다.

만성적인 스트레스에 시달리는 사람은 지금 당장 스트레스 극복법을 익혀 장기적으로 건강을 보살펴야 한다. 스트레스는 우리 머릿속에서 시작된다. 그리고 바로 그 머릿속이 해결의 출발점이다.

지친 몸을 회복시키는 전신욕

욕조에 몸을 푹 담그는 전신욕은 요즘같이 바쁜 일상에서 긴장을 풀고 지친 몸을 다시 회복시키는 역할을 한다. 질병이 있을 경우에도 차가운 물, 따뜻한 물, 뜨거운 물을 이용해 효과적인 자가 치료법으로 병행할 수 있다.

위생적인 측면을 고려한다면 더러운 이물질이 곧바로 씻겨 내려갈 수 있도록 샤워를 하는 것이 더 좋다. 또 샤워를 할 경우에는 전신욕을 할 때보다 사용하는 물이 절반 정도밖에 들지 않는다.

냉수욕은 신진대사를 촉진하고, 신경계와 혈관계를 강화한다. 이 요법은 초기 감기, 비만, 통풍, 류머티즘, 순환 장애 등에 적절하다.

물 온도를 점점 높이면서 목욕을 할 경우에는 땀 분비가 활발해지고, 특히 신진대사 노폐물을 배출하고 몸속의 독소를 없애는 데 효과적이다.

온수욕은 신경을 누그러뜨리고 근육 조직의 긴장을 완화시키며, 혈액순환을 촉진시킬 뿐 아니라 신진대사 노폐물 배출을 활발하게 한다. 또 류머티즘과 통풍 완화에도 효과적이다.

뜨거운 물로 하는 목욕은 건조 팩을 이용한 발한요법을 실시할 때, 혹은 근육 경련 등에 추천할 만하다.

금기

심장이 약하면서 체온이 높은 사람은 실시해서는 안 된다.

기본 도구

· 욕조와 물
· 욕실용 수온계
· 부드러운 목욕 수건
· 보온주머니 1~2개
· 경우에 따라 필요한 첨가물(4장 참조)
· 둥근 목욕용 브러시(브러시 마사지 목욕의 경우에만)
· 비누(탈염욕의 경우에만)
· 오일 분산장치(오일 분산욕의 경우에만)

치료법

차가운 물로 하는 전신욕은 개인의 상태에 따라 수온이 15~20도가 되게 한다. 턱까지 전신을 담그는 것은 5~20초 동안만 실시해야 한다. 차가운 물로 인해 심장에 무리가 가지 않도록 가슴 부위를 미리 물로 적시도록 한다.

물 온도를 점점 높이면서 하는 전신욕은 32~35도의 따뜻한 물로 욕조의 약 4분의 1을 채워 시작한다. 그런 다음 서서히 뜨거운 물을 더 넣어 42도 정도가 되도록 한다. 일반적으로 발부터 시작해서 얼굴을 제외하고 전신을 담근다. 물론 최고 온도는 환자가 얼마나 참을 수 있는가에 달려 있다. 치료 최대 시간은 약 15분으로 한다.

따뜻한 물로 하는 전신욕은 최고 수온이 38~39도가 되도록 하여 15분 정도 실시한다. 이보다 좀더 오래 지속해도 좋다. 20분 후에는 몸에서 용해 성분이 빠져나가는 '탈염 현상'이 나타나기 시작한다.

뜨거운 전신욕을 할 때에는 개인의 상태에 맞춰 특히 주의를 기울여 실시해야 하며, 최대 10분을 초과해서는 안 된다. 뜨거운 전신욕이 끝난 뒤에는 현기증이 나타날 수도 있기 때문에 끝내기 전에 반드시 상하좌우로 시야를 천천히 옮겨야 한다. 심장병이 있을 경우에는 어떤 경우에도 수온이 39도를 넘어서는 안 된다. 뜨거운 전신욕이 끝나면 적어도 한 시간 동안은 침대에 누워 편안하게 휴식을 취한다. 이 방법은 발한요법을 시작하는 데에도 적합하다.

어떤 수온으로 실시했든 상관없이 전신욕을 한 뒤에는 수건으로 물기를 닦아내지 말고 손으로 대충 물기를 제거한 뒤 따뜻한 침대로 직행하는 것이 좋다.

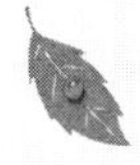

Sense Tip

쾌적하고 편안한 침대 관리법

미리 젖은 몸을 미리 준비해둔 따뜻한 침대에서 말린 후에는 침대 관리에 각별히 신경써야 한다. 침대가 각종 세균에 의해 오염되면 건강에 더 해롭기 때문이다.

침대와 카펫 밑에 득실거리는 곰팡이와 진드기는 알레르기 천식을 유발하며, 특히 면역성이 낮은 어린이 호흡기 질환의 주범이 되기도 한다.

아래의 침대, 이불 관리법으로 항상 쾌적하고 편안한 잠자리를 유지하자.

· 침대 시트나 이불 표면의 곰팡이는 희석시킨 염소표백제를 적신 헝겊으로 두드리듯 세탁한 뒤 깨끗한 물걸레로 닦아 햇볕에 말린다.

· 매트리스 깊숙한 곳에 숨어 있는 세균은 일광요법이나 일반 세균제거제로는 없앨 수 없으므로 바늘로 세제를 주입시키는 특수 세균제거제를 이용하는 게 좋다.

· 집먼지 진드기를 제거하기 위해 침구류의 경우는 2~3개월마다 뜨거운 물로 세탁하고, 세탁이 불가능한 침대 매트리스는 정기적으로 주입식 특수 세균제거제로 위생관리를 철저히 한다.

· 침대나 이불 위에 별도의 시트를 덧대어 사용하고, 젖거나 오염되었을 때는 깨끗한 시트로 갈아준다.

긴장 완화에 좋은 브러시 마사지 목욕

브러시 마사지 목욕을 할 때에는 수온을 차츰 내리면서 시행하는데, 저녁에 실시할 경우 긴장 완화에 더 큰 효과를 나타낸다. 그밖에도 이 목욕법은 위와 장의 활동을 촉진한다.

이 목욕법을 실시할 때는 되도록 30도 이하의 따뜻한 물로 시작해서 차가운 물로 온도를 내린다. 둥근 브러시로 먼저 발을 마사지하고 상체의 팔, 가슴 등의 순서로 시행하되, 피부가 붉게 될 때까지 계속한다. 브러시 하는 강도는 개인의 피부 민감도에 따라 다르다. 몸이 떨리기 시작하면 경우에 따라 따뜻한 물을 첨가해도 좋다.

독소를 배출시키는 탈염욕

탈염욕은 피부의 독소를 깨끗하게 배출시키는 데 적합하다. 체온과 비슷한 온도로 30분 정도 시행하는 것이 좋다. 탈염욕을 시작한 지 10분쯤 지나면 일어서서 비누로 몸을 마사지한다. 가능한 한 pH 5.5~6.5가 되는 산성 비누(산성 비누를 구하기 힘들면 폼 클렌징)를 사용한다. 나머지 15~18분 동안은 다시 물속에 몸을 담근다.

오한이 들지 않도록 중간중간 따뜻한 물을 넣어 목욕물의 온도를 일정하게 유지한다. 그런 다음 다시 한번 철저하게 비누칠을 하고 마사지한 다음 짧게 샤워를 하면서 그 사이 몸에서 빠져나온 용해 물질(신진대사 노폐물, 유독 물질)을 깨끗이 씻어낸다. 그러고는 미리 따뜻하게 데워놓은 침대에서 휴식을 취한다. 샤워하고 몸에 남아 있는 물은 수건으로 닦아내지 말고 손으로 대충 털어낸다.

저체온증에 효과적인 오일 분산욕

오일은 체온을 유지하는 인체의 열기관에 영향을 준다. 가령 지중

해의 햇살 아래에서 자라는 올리브 오일 같은 식물성 오일은 형성되는 과정에서 열 포화 현상이 일어나기 때문에 적절한 첨가물로 사용할 수 있다.

오일욕을 하는 동안 분산된 오일 방울들은 피부를 통해 미세한 입자 형태로 혈액으로 들어간다. 고령이 되어 인체의 열 생산 활동이 크게 약화되면, 혈액은 곳곳에 분산된 오일을 통해 자체 열 형성을 돕는다.

에테르 오일을 물속에 분산시키기 위해서는 보통 유화제 또는 그와 유사한 작용을 하는 첨가물을 사용해야만 한다. 그렇지 않을 경우 오일은 물 표면에서 표류하게 된다. 이때 빠른 속도의 물 소용돌이를 일으켜 오일과 물 사이의 특수한 결합, 즉 아주 작은 물방울이 섬세한 오일로 감싸지도록 하는 오일 분산장치를 이용하면 효과적이다.

효능 및 효과

오일 분산욕은 고령으로 인한 저체온증이 있는 사람의 열 생산기능을 활성화시키고, 경화성 질병이나 체온 조절기능의 저하를 예방하는 효과가 있다.

기본 도구

· 오일 분산장치
· 에테르 올리브 오일 3~5ml
· 체온과 같은 온도의 목욕물
· 욕실용 수온계,
· 체온계

치료법

개인의 상태에 따라 몸에 따뜻할 정도의 온수를 욕조에 가득 받는다. 환자가 뜨겁다는 느낌의 자극을 받지 않도록 한다. 오일을 채운 분산장치를 물이 나오는 끝부분에 대고 작동시켜 우유처럼 뿌연 물이 나오도록 한다.

목욕 시간은 15~20분이 되어야 한다. 목욕이 끝나면 한 시간 정도 휴식을 취한다. 오일 분산욕은 약 3일에 한 번씩 시행해서 환자가 열을 꾸준히 흡수할 수 있도록 하는 것이 좋다.

체온과 비슷한 수온으로 맞춰놓고 목욕을 하는 동안 환자의 몸이 식지 않도록 주의해야 한다. 환자 겨드랑이에서 잰 체온보다 수온을 1도 정도 높여서 맞춰놓도록 하라.

아이를 위한 슐렌츠 목욕

마리아 슐렌츠가 개발한 전신욕은 기분 좋은 목욕이라고는 할 수 없다. 따라서 극소수 어린이들에게만 시행하도록 한다. 그러나 여러분 자녀에게 이 목욕법이 꼭 필요하다고 생각될 경우에는 그 효과를 생각해 신중하게 결정한다.

'인공 열'을 생산해내는 장치를 이용하는 이 목욕법은 류머티즘이나 폐렴 혹은 뇌막염에 효과적이다.

목욕을 하면서 어린 환자가 잠깐 앉아 있는 동안에 보리수꽃과 당아욱꽃을 반씩 섞어 끓인 차를 마시게 한다.

먼저 체온을 재고, 체온과 동일하게 목욕물 온도를 맞춘다. 아이가 물 위로 얼굴만 내놓고 몸을 쭉 뻗고 욕조에 눕도록 도와준다. 경우에 따라 손으로 아이의 머리를 받쳐준다. 처음 30분 동안 따뜻한 물을 아이 발부터 조금씩 부어서 수온을 약 1.5도 높이도록 한다.

물속에서 아이의 발과 팔, 그리고 몸통을 부드러운 브러시를 이용해 심장 쪽으로 여러 번 부드럽게 마사지하되, 중간중간에 아이가 3~4번 잠시 편안하게 앉아 있을 수 있도록 해준다. 이때 어린아이가 땀을 많이 흘리게 되므로, 차를 마시도록 하는 것을 절대 잊어서는 안 된다.

30분이 경과하면 아이를 천천히 일어서게 해서 미리 따뜻하게 해놓은 목욕 수건으로 아이를 감싸 데워놓은 침대로 옮긴다(보온주머니 2개를 사용하는 것도 효과적이다). 침대에 누워서도 아이는 계속 땀을 흘릴 것이다. 가능하다면 침실 온도와 동일한 온도의 차나 물을 마시도록 하는 것이 좋다.

바다의 힘을 이용하는 따뜻한 해초욕

우선 앞서 나온 전신욕을 참조하되 목욕물에 가공 해초, 신선한 해초, 건조시킨 바닷말(미역 또는 다시마, 물에 직접 넣거나 마로 된 주머니에 넣어 물에 담근다) 등을 첨가한다.

해초는 미네랄 함량이 높기 때문에 바닷물 속에 들어 있는 주요 성분들이 피부를 통해 인체에 많이 흡수된다. 해초욕을 마친 뒤, 물에 불은 해초를 피부에 조심스럽게 문지르면 미용 효과까지 얻을 수 있다.

긴장을 풀기 위해 이 목욕법을 시행할 경우에는 목욕물에 라벤더 오일 몇 방울을 떨어뜨리고, 류머티즘 통증이 있는 경우에는 노간주나무 오일 몇 방울을 첨가한다.

허박욕

아래쪽 팔을 목욕할 때에는 환자의 팔이 많이 구부러지지 않도록 목욕통을 높이 올린다. 적절한 욕조가 있을 경우에는 환자가 앉아서 또는 무릎을 꿇어 팔이 구부러지지 않게 시행한다. 경우에 따라서는 등받이와 팔걸이가 없는 낮은 의자, 방석이나 쿠션 등을 이용해도 좋다.

금기

협심증 및 혈관 경련의 위험이 있는 경우는 피한다.

효능 및 효과

냉수를 이용한 하박욕은 혈액순환과 국소 신진대사 자극에 효과적이다. 혈압과 맥박 진정 효과도 있다. 이 목욕법은 머리 부분에 피가 몰리는 것을 막기 때문에 울혈성 두통 완화에 탁월하다. 또 신경성 수면장애나 심장 통증뿐 아니라 갑상선 기능 항진증과 고혈압에도 좋다.

수온을 점점 높이면서 치료하는 하박욕도 국소 신진대사 자극을 도우며, 통풍과 류머티즘 질환 치료 및 예방에도 이용된다.

따뜻한 물을 이용하는 하박욕은 심장 혈액순환을 돕고 긴장을 완화시키는 데 효과가 높다.

기본 도구

· 환자가 두 팔을 내렸을 때 두 팔 옆에 여유 공간이 있고 물이 위쪽 팔 중간 부분까지 차오를 수 있을 정도의 용기(깊은 욕조)

· 욕실용 수온계

· 치료 목적에 적절한 온도의 물(냉수를 이용할 경우에는 15도 이하, 수온을 점점 높여 치료할 경우에는 35~40도, 온수를 이용할 경

우에는 35~37도가 되도록 한다)

치료법

· 냉수로 치료할 경우 : 차가운 물에 적어도 팔꿈치까지는 두 팔이 잠기도록 팔을 천천히 내린 후, 피부가 붉게 변할 때까지 기다렸다가 팔을 물속에서 다시 빼낸다. 그런 다음 물기를 털어낸다. 팔을 다시 따뜻하게 하기 위해서는 가볍게 몸을 움직이거나 옷을 입도록 한다.

· 수온을 점점 높이면서 치료할 경우 : 두 팔을 동시에 적어도 팔꿈치까지 물에 담근다. 15~20분 내에 수온을 점점 올린다. 뜨거운 물을 추가할 때 물이 넘치지 않도록 한다. 그런 다음 대충 물기를 털어내고 팔을 움직여 물을 말리거나 옷을 입는다.

· 온수로 치료할 경우 : 두 팔을 동시에 적어도 팔꿈치까지 물에 약 20분 동안 담근다.

수욕및족욕

따뜻한 수욕은 유기체 내에서 혈액이 형성되는 데 긍정적인 영향을 미친다. 이때 적어도 복사뼈 깊이까지 오는 따뜻한 물에 발을 담그고 있으면 몸속에 쌓여 있는 각종 노폐물 분비가 촉진된다. 수욕과 족욕은 신진대사 활동에도 영향을 준다. 일반적으로 체온과 같은 따뜻한 물로 10분 정도 시행한다. 일주일 동안 매일 저녁 10~15분 동안 수욕과 족욕을 실시하면서 휴식을 취하면 상당한 효과를 거둘 수 있다.

· 일요일 : 심장에 좋은 물레나물 음료를 첨가한 수욕

· 월요일 : 햇볕을 품고 있는 낙엽송 음료를 첨가한 족욕
· 화요일 : 향기가 좋은 백리향 음료를 첨가한 수욕
· 수요일 : 진정 효과가 있는 라벤더 음료를 첨가한 족욕
· 목요일 : 간에 좋은 야로 음료를 첨가한 족욕
· 금요일 : 신장을 강화하는 쇠뜨기 음료를 첨가한 족욕
· 토요일 : 몸을 따뜻하게 하는 로즈메리 음료를 첨가한 족욕

자신이 직접 음료를 만드는 방법에 대해서는 1장에서 언급된 '물을 이용한 치료제 만들기'를 참고하라.

효능 및 효과

차가운 물로 하는 족욕은 머리의 혈액을 다른 곳으로 유도하고, 발과 다리의 혈액순환을 촉진한다. 따라서 이 목욕법은 코피가 나오거나 머리에 피가 몰릴 때에 이용하는 것이 좋다. 또 면역체계 강화와 수면장애 해소에도 족욕법이 효과적이다.

만성적으로 발이 차가운 사람도 체온과 같은 정도의 따뜻한 물로 족욕법을 실시하면 효과가 있다. 양동이 하나 정도의 물에 소금 한 주먹을 첨가하면, 혈액순환 촉진 효과가 한층 강화된다. 열상이나 탈구처럼 운동하면서 입은 부상에도 족욕법을 이용하면 좋다. 이외에도 목이나 머리 부위에 염증이 발생했거나 귀에 통증이 있을 때에도 이 요법을 이용한다.

감기 초기나 인후염, 기관지염, 기타 발열성 질병에는 수온을 점점 높이면서 실시하는 족욕법이 특히 효과적이다. 혈액순환 장애나 류머티즘, 통풍에도 이 치료법이 널리 이용된다.

금기

· 냉수를 이용한 족욕법 : 경련 증세, 방광염, 뇌의 혈액 부족이 있는 사람

· 체온과 같은 정도의 따뜻한 물을 이용하거나 수온을 점점 높이면서 치료하는 족욕법 : 정맥염 및 정맥류 같은 정맥 질환, 동맥경화증이 있는 사람

기본 도구

· 환자의 두 종아리까지 물에 잠길 정도로 깊은 용기

· 욕실용 수온계

· 체온계(체온 정도의 따뜻한 물로 실시하는 족욕의 경우에만)

· 치료 목적에 적절한 온도의 물(냉수를 이용할 경우에는 16도 이하가 되지 않도록 하고, 수온을 점점 높여 치료할 경우에는 35~40도가 되도록 한다)

치료법

· 차가운 족욕 : 환자의 두 종아리가 차가운 물에 완전히 잠겨야 한다. 피부가 붉게 변하거나 매우 차갑다는 느낌이 들면(보통 요법을 실시한 지 10~30초 후), 족욕을 중지하고 물기를 대충 털어낸다. 단, 진균성 질병을 막기 위해 발가락 사이의 물기는 완전히 제거한다. 울 양말을 신은 후, 다시 발이 따뜻해지도록 몸을 움직인다. 그런 다음 침대에 누워 휴식을 취한다.

· 체온과 같은 온도의 따뜻한 족욕 : 족욕을 실시하기에 앞서 체온을 측정하고 물 온도를 똑같이 맞춘다. 두 종아리가 물에 완전히 잠기도록 한다. 나머지 과정은 차가운 족욕 때와 동일하다. 시간은

10~15분이 적당하다.

· 수온을 점점 높여가는 족욕 : 35도의 따뜻한 물로 용기를 채운
다. 앉아서 혹은 서서 종아리까지 물에 잠기도록 하고, 15~20분 동
안 족욕법을 시행하면서 뜨거운 물을 더 넣어 물 온도를 약 39도까
지 높인다. 최고 수온에서 5분 동안 다리를 담그고 있은 다음, 물기
를 대충 털어내고 미리 데워놓은 침대에 누워 물기가 마르기를 기다
리며 휴식을 취한다.

좌욕및반신욕

차가운 물을 이용한 좌욕은 특히 만성 변비와 장운동 부진, 치질
및 불면증에 탁월한 효과가 있으며, 갱년기 증상 완화에도 효과적이
다. 반대로 따뜻한 물을 이용한 좌욕은 방광 경련과 장 경련, 그리
고 하복부 울혈을 없애준다. 이 두 요법은 일주일에 2~3회 이상은
실시하지 않는 것이 좋다.

기본 도구
· 어린이용 샤워조
· 플라스틱 의자가 딸린 성인용 욕조
· 울 담요 및 울 양말(따뜻한 좌욕의 경우에만)
· 욕실용 수온계
· 치료 목적에 적절한 온도의 물(냉수는 16도 이하가 되지 않도록
하고, 온수는 37~39도가 되도록 한다)

치료법
물이 허리선까지 차도록 한다. 어린이의 경우, 샤워조의 물이 허

리선까지 차도록 한 다음 두 발을 욕조 옆의 의자에 올려놓는다. 성인은 욕조에 앉아서 실시하되, 물속에 의자를 넣은 뒤 그 위에 발을 올려 두 발이 젖지 않도록 한다.

차가운 물로 좌욕을 실시할 때에는 약 5~10초 동안 차가운 물속에 허리까지 담근 다음 피부가 붉게 변하면 일어나 물기를 대충 털어내고, 미리 따뜻하게 데워놓은 침대에서 휴식을 취한다.

따뜻한 물로 좌욕을 실시할 때에도 마찬가지이다. 단, 온좌욕은 10분 정도 실시하며, 최대 15분을 초과하지 않도록 한다. 온좌욕을 하는 동안 상반신은 울 담요로 감싸고 울 양말을 신고 있는다. 온좌욕이 끝난 뒤에는 바로 차가운 물로 하반신을 씻는다. 그런 다음에는 물론 따뜻한 침대에서 휴식을 취한다.

좌욕법을 좀더 쉽게 하기 위해서는 반신욕법으로 실시할 수도 있다. 치료 목적에 따라 물 온도를 맞춘 후, 좌욕과 똑같이 허리선까지 물을 채우고 욕조 안에서 두 다리를 쭉 뻗은 상태로 있기만 하면 된다.

오래전부터 내려오는 민간요법

체온만큼 따뜻하고 진한 최고급 염석(鹽析) 비눗물에 손가락 또는 발가락을 담그고 있으면, 상처로 인한 국소 염증이나 화농성 염증 혹은 손톱이나 발톱의 염증이 완화되고, 가시 등에 찔렸을 경우에도 통증이 줄어든다.

근처 하천을 이용한 목욕

어린 시절, 여름에 집 근처 웅덩이나 연못, 호수, 개천에서 수영한번 하지 않았거나, 진흙욕을 즐기지 않은 사람은 아마 거의 없을 것이다. 오늘날 많은 사람들이 휴가를 내어 일부러 먼 곳까지 찾아가 이런 목욕을 즐기고 있다. 이런 휴가 형태는 매우 효과적인 치료법이다. 그런데 이를 돈 한 푼 들이지 않고 마음껏 즐길 수도 있다.

가령 이런 요법으로는 지중해 기후에서 머무르거나 살아 있는 지중해 바닷물을 이용한 치료법을 권장하고 있는 탈라소 요법이 있다. 이 요법에 따르면, 먼저 해수 속에 있는 귀중한 미네랄이 피부를 통해 유기체 내에 흡수됨으로써 상처가 보다 빠르게 치유되는 효과가 나타난다. 또 바닷가의 미풍이 인체의 열 조절과 신진대사를 촉진한다. 꽃가루가 포함되어 있지 않은 깨끗한 공기는 기관지와 폐를 정화한다. 여기에 다시 적당한 일조량은 아편과 비슷하게 우리의 기분을 들뜨게 하는 엔도르핀 형성을 활성화할 뿐 아니라, 광합성 작용에 의한 비타민 D 생성을 촉진한다.

오늘날에는 가정에서 치료 목적의 해수욕을 하는 것도 괜찮은 생각이다. 온갖 상처에 효과가 있는 해수욕을 하는 데에는 (물론 파도는 없지만) 천연 소금이 이용된다.

진흙욕

진흙욕을 시행하기 위해서는 근처에 갯벌이 어디 있는지만 알면 그 속에 뛰어 들어가 몸을 파묻고 있으면 된다. 이는 누구나 할 수 있다. 부식산(腐植酸) 때문에 갈색으로 변한 갯벌의 물은 피부조직의 독소를 제거하는 데 탁월한 효과가 있다. 여름철에 규칙적으로 진흙욕을 할 경우 신진대사 노폐물 배설도 촉진되고, 깨끗하지 않은 피부로 인한 피부 트러블이 없어진다. 류머티즘이 있을 때에는 여름철 햇살에 달궈진 천연 이탄토(泥炭土)를 이용해 전신 팩을 여러 번 하는 것이 좋다.

모래욕

바닷가에서 즐기는 건조하고 뜨거운 모래욕은 언뜻 보기에 물과
는 아무 관련이 없어 보인다. 그러나 적어도 50도가 되는 뜨거운 모
래를 이용한 모래욕은 물로 이루어진 유기체인 인간에게는 매우 효
과적이다. 특히 만성 관절염에 효과가 뛰어나다.

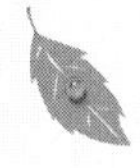

Sense Tip

목욕 후 윤기 있고 촉촉한 피부 가꾸기

금방 목욕을 마친 피부는 물기를 머금어 부드럽고 촉촉하지만 어느새 거칠어지고 만다.
목욕이나 샤워로 얻은 수분이 왕성한 혈액 순환으로 증발되면서 피부에 남아 있어야 할 수분까
지 빼앗아가기 때문이다. 그러므로 목욕 후 보습제를 충분히 발라주어 촉촉한 보호막으로 수분을
유지시켜 주어야한다.

· 물기는 자연 건조시키는 것이 피부의 습윤 유지에 효과적이며, 절대로 문질러 닦아내는 것
은 금물이다.

· 물기가 다 마르면 손바닥에 보습제를 적당량 덜어 충분히 비빈다. 이렇게 하면 손바닥의 마
찰력으로 보습제가 피부에 잘 스며들게 된다.

· 양손을 이용해 보습제를 몸에 가볍게 바른다. 심장에서 먼 곳부터, 아래에서 위쪽으로 마사
지하듯 전신에 고루 바른다. 마사지와 함께 팔, 다리를 손바닥 전체로 쓸어 올리듯이 가볍게 문질
러 주면 혈액 순환을 좋게 하여 피부에 생기와 윤기를 줄 수 있다. 특히 팔꿈치, 무릎, 발뒤꿈치 등
거칠어지기 쉬운 부위나 각질 부위에는 마사지하듯 듬뿍 발라준다.

· 마지막으로 샤워코롱을 전신에 발라주면 피부결이 정돈되고, 은은한 향기를 피부에 지속시
킬 수 있다.

독소를 제거하는 데 탁월한 증기욕

치료 목적으로 몸 안의 독소를 제거하는 데에는 땀구멍을 열어주는 증기욕이 모든 물요법 가운데 가장 탁월한 효과가 있다. 그러나 증기욕으로 인한 부작용을 막고 장점을 최대한 활용하기 위해서는 몇 가지 규칙을 반드시 준수해야 한다.

금기

종류에 상관없이 심장 질환이 있을 경우에는 전신 증기욕은 포기해야 한다. 부분 증기욕을 시행하는 경우에는 반드시 의사나 관련 전문가와 상의해야 한다.

효능 및 효과

· 전신 증기욕은 피부조직의 독소 배출을 자극한다.

· 반신 증기욕은 무엇보다 월경 장애나 부인병, 치질, 신장 산통(疝痛) 및 장 산통, 좌골 신경통 및 고관절 질환에 효과적이다.

· 머리 증기욕은 기도(氣道)와 목, 귀의 질환에 효과가 있으며, 여드름을 없애주기도 한다.

· 다리 증기욕은 정맥류, 궤양, 다리의 부종, 일상적인 감염이나 감기를 비롯해 통풍과 류머티즘, 무릎 관절염에 좋다.

· 귀 증기욕은 귀 부위에 나타나는 만성 질병에 효과가 있다.

기본 도구

· 마로 된 수건 2장

· 울 담요 2장

· 휴대용 전기난로
· 첨가물로 쓰기 위한 캐머마일 저면

전신 증기욕 및 반신 증기욕을 위한 도구
· 커다란 냄비 2개
· 증기가 통과되는 깔개가 얹힌 의자

부분욕을 위한 도구
· 양동이 또는 대접
· 소형 나무석쇠
· 물주전자

치료법

전신 증기욕을 할 경우 환자는 증기가 통과되는 깔개가 얹힌 의자에 앉는다. 의자 아래에 찜통을 놓고 물을 넣어 계속 끓인다. 냄비 2개를 교대로 사용하거나, 휴대용 전기난로가 있다면 좀더 큰 냄비 하나를 이용해도 좋다. 앉아 있는 환자는 목까지 마로 된 수건으로 감싸고 울 담요를 덮는다.

전신 증기욕을 하는 동안에는 환자에게서 눈을 떼어서는 안 된다. 보통 15~60분 정도 치료를 하는데, 그 사이 환자가 얼마나 견딜 수 있는지 계속 주시해야 한다.

치료에 들어가기 전에 미리 약초차를 마시면 치료를 하면서 땀을 더 많이 흘릴 수 있다. 가령 보리수꽃을 달인 차를 신선한 레몬즙과 섞어 마시면 발한 효과가 높다.

부분 증기욕에는 반신 증기욕, 머리 증기욕, 발 증기욕, 귀 증기

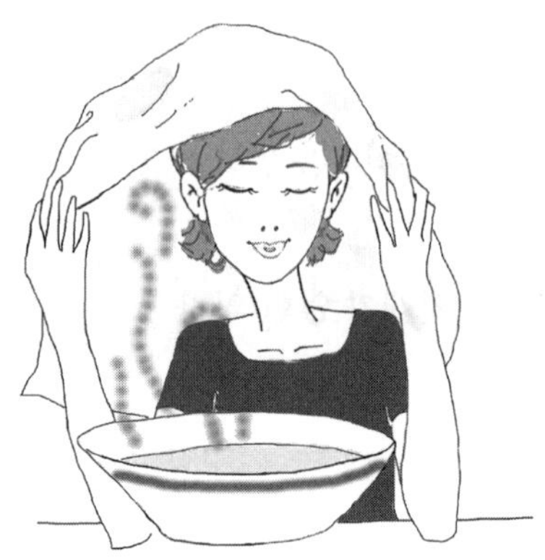

욕 등이 있다. 요법을 실시하는 전체 시간 동안 몸 전체의 보온에 주의하며, 특히 증기욕을 실시하지 않는 부위를 따뜻하게 하는 데 각별한 주의를 기울인다.

반신 증기욕에서는 하반신과 엉덩이 증기욕을 실시하기 때문에 수건과 담요로 허리 부위만 덮는다.

얼굴 증기욕을 실시할 때에는 끓는 물과 약초를 끓인 즙을 넣은 통을 앞쪽 탁자에 올려놓고 그 위로 머리를 구부린다. 이때 흡입욕과 달리 공기를 들이마시기 위해 덮고 있는 담요를 한번 높이 들어 올리되, 가능한 한 약초 성분이 포함된 증기가 외부로 빠져나가지 않도록 한다.

발 증기욕을 정확하게 실시하기 위해서는 하반신과 엉덩이를 확실하게 덮어야 한다. 그런 상태에서 환자는 증기가 통과되는 의자에 앉아 두 발을 작은 나무석쇠에 얹고, 그 아래 증기통을 놓아둔다. 이때 울 담요를 무릎 위에 얹어, 물과 약초 증기가 다른 곳으로 빠져

나가지 않도록 한다.

귀 증기욕은 간단하게 실시할 수 있다. 환자는 물주전자가 끓고 있는 난로 옆에 앉아 치료하려는 귀를 증기에 바로 대고 있기만 하면 된다.

부분 증기욕은 15~30분 정도 실시하는 것이 좋다. 그러나 환자의 상태를 정확하게 주시하며 개인의 상태에 따라 치료 시간을 차별적으로 조정하도록 한다.

머리에 피가 많이 몰리거나, 현기증이 나타나고 심장박동이 크게 빨라질 경우에는 증기욕을 즉각 중단해야 한다. 또 증기요법 시간을 오랫동안 연장해 실시하는 것보다는 짧게 해서 여러 번 반복 수행하는 것이 더 효과적이다.

비누를 사용하지 않는 샤워

냉수요법이 혈압을 상승시킨다는 것은 학계에서도 이미 오래전부터 인정하고 있는 사실이다. 미국에서는 찬물이 남성의 정력을 높인다는, 로마제국의 의학저술가 켈수스의 주장을 이미 학문적으로 입증했다. 실험 결과, 성관계 이전에 차가운 물로 샤워를 한 남성이 자신이 지닌 최고의 정력을 발휘하는 것으로 나타났다. 이제 비아그라는 잊어버리라.

깨끗한 물로 샤워나 목욕을 매일 해도 피부 건강에는 전혀 이상이 없다. 오히려 정반대이다. 다양한 요법을 정확하게 시행함으로써 피부 기능이 더욱 강화될 수 있다. 그러나 샤워젤 같은 값싼 비누를 매일 사용하는 것은 문제가 있다. 이런 제품 속에 들어 있는 산(酸)

이나 지방 분해 물질은 피부의 산성보호막을 공격한다. 샤워에서 중요한 것은 땀이나 먼지를 씻어내고 상쾌한 기분을 가지는 것이다. 따라서 깨끗한 물로 씻는 것만으로도 충분하다.

특히 피부가 민감한 아기나 어린이들의 경우, 아기용 샴푸나 목욕 첨가물로 괴롭혀서는 안 된다. 깨끗한 물로 씻기만 해도 아기나 어린이들의 머리카락이 얼마나 매끄럽고 윤이 나는지 한번 보라. 불필요한 인공 제품 사용은 이제 포기하라.

아침 샤워

1분 동안은 차가운 물로, 또 1분 동안은 따뜻한 물이나 뜨거운 물로 하는 샤워는 몸을 건강하게 만들고 혈중 콜레스테롤 수치를 저하시킨다.

깨끗한 찬물로 아침에 샤워를 하면 혈액순환이 크게 좋아진다. 하루 3분 정도 하는 것으로 충분하다. 이렇게 하면 뇌세포 안의 혈액순환도 매우 활발해진다. 규칙적으로 이 요법을 실시하면 기억력도 크게 향상된다.

이외에도 냉수요법을 실시하면 전문용어로 '반동 충혈'이라고 부르는 현상이 나타나면서 몸이 데워지고, 지방이 연소된다. 그러니까 찬물 샤워나 목욕은 다이어트에도 효과가 있다.

앉아서 하는 질 세척

앉아서 하는 질 세척은 감기로 인한 과민성 방광에 매우 효과적이다. 샤워조나 욕조에서 가능한 한 허벅지를 많이 벌리고 쪼그려 앉아, 물살을 세게 해서 질에 직접 물을 뿌린다. 상태가 호전되는 정도에 따라 매일 여러 번 뜨거운 물로 오랫동안 반복 실시한다. 이때 목욕을 실시하는 것은 금기다. 가볍게 세척을 할 때 타는 듯한 통증이 있으면 반드시 전문의에게 진단을 받아야 한다.

부드러운 요법 물 흘리기

물요법의 가장 핵심적인 부분 가운데 하나가 '물 흘리기'이다. 즉 물을 각각의 해당 부위에 '물 외투'를 입히는 것처럼 아무런 압력을 가하지 않고 흘리는 것이다. 꼭지를 뺀 샤워기는 역학적 자극을 주지 않고 수온을 조절할 수 있기 때문에 물 흘리기에 적합한 도구이다. 샤워기 꼭지가 분리되지 않는 경우에는 물대롱 직경이 1.5~2cm 정도 되는 정원용 물뿌리개에서 앞 주둥이를 떼어내고 사용한다.

샤워기에서 나오는 수압이 충분히 부드러운지 알아보려면, 샤워기를 수직으로 세우고 물이 약 5~10cm까지만 올라오도록 조절하면 된다.

물 흘리기는 인체의 순환계, 신경계, 내분비계를 자극하는 효과가 있다. 이를 통해 신진대사 노폐물과 독성 물질 분비가 촉진된다. 폐, 신장, 대장의 노폐물 분비 기능이 강화되기 때문에, 이 요법을 한번만 실시해도 농양(膿瘍)이 신속하게 없어지는 것을 알 수 있다.

물 흘리기 요법을 실시할 때에는 가급적 심장에서 먼 곳부터 시작하라. 즉, 허벅지나 무릎에 물을 흘릴 때에는 오른발부터, 팔에 물을 흘릴 때에는 오른손부터 시작한다. 잠자리에 들기 직전에는 이 요법을 절대 실시하지 말라. 아침에 일어나서 하거나 공휴일 저녁에 실시하는 것이 가장 이상적이다.

팔에 물 흘리기

물 흘리기 요법 가운데 가장 부드러운 요법이지만, 머리, 목, 그리고 가슴 부위의 혈액순환에 탁월한 효과가 있다.

금기

순환 장애나 심장병이 있고, 머리 부분에 피가 몰릴 경우에는 팔에 물 흘리기를 실시해서는 안 된다. 고혈압이 있는 경우에도 찬물과 더운물을 교대로 사용하는 물 흘리기 요법을 실시하지 않는다.

효능 및 효과

찬물을 이용한 물 흘리기 요법 및 찬물과 더운물을 교대로 이용한 물 흘리기 요법은 만성적으로 손이 차갑거나 통풍이 있는 사람, 팔 류머티즘이나 팔 근육 경련이 있는 사람에게 좋다.

기본 도구

· 꼭지를 뺀 샤워기나 물뿌리개

· 훈련 상태 및 일반적인 몸 상태에 따라 차가운 물, 체온과 비슷한 온도의 따뜻한 물, 38도 정도 되는 따뜻한 물을 준비한다. 원칙적으로 물이 차가울수록 효과는 더욱 높아진다. 그러나 필요하다면 미지근한 물을 이용한다.

· 경우에 따라서는 욕실용 수온계도 필요하다.

치료법

· 기본적으로는 욕조 가장자리에 걸터앉아 상체를 가볍게 구부리고, 물을 흘리려는 팔을 욕조 안으로 늘어뜨린다.

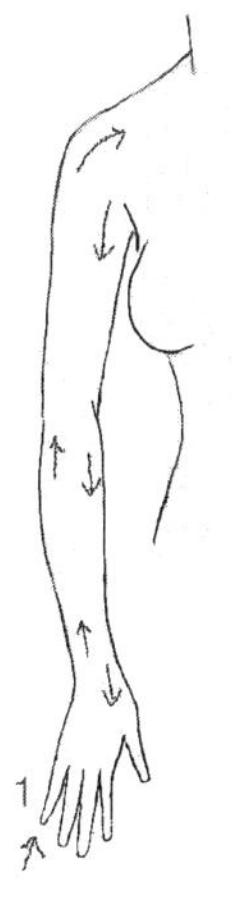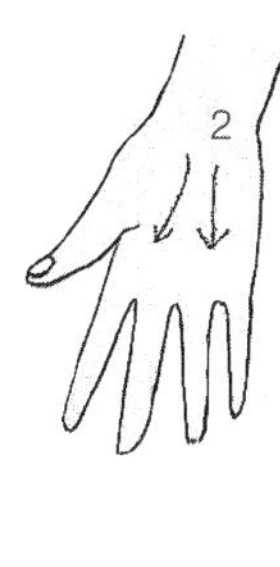

· 차가운 물 흘리기 : 오른손 새끼손가락 측면부터 차가운 물을 부드럽게 흘리기 시작해 손등을 거쳐 어깨까지 계속 올라간다. 물이 팔 전체를 적시고 있는 상태에서 10초 정도 기다린 다음, 다시 부드러운 물줄기를 엄지손가락까지 내려가면서 흘린다. 이어서 왼팔도 똑같은 방법으로 치료한다. 오른쪽과 왼쪽 손바닥까지 물을 흘리면 요법이 끝난다.

· 차가운 물과 따뜻한 물을 교대로 흘리기 : 차가운 물을 이용한 치료법과 과정이 동일하다. 단, 두 팔에 차례로(오른쪽 먼저) 38도의 따뜻한 물을 흘린 후 차가운 물을 5~10초 정도 사용한다. 차가운 물 흘리기와 비교했을 때 수온을 달리 하여 치료하는 경우에 효과가 더 높다.

이외에 간단하면서도 신속하게 시행할 수 있는 방법도 있다. 즉 팔꿈치까지의 팔 아랫부분(오른팔 다음에 왼팔)을 피부가 붉어질 때까지 수도꼭지에서 나오는 차가운 물에 대고 있는 것이다. 이때 숨을 천천히 깊게 들이쉬었다가 내쉰다. 혈액의 산소 결핍으로 피부가 짙은 청자색으로 변하는 치아노제 현상이 나타나지 않도록 주의한다.

화가 나 있거나 흥분한 상태에서 이 방법을 한번 시도해보라. 화가 금방 눈 녹듯이 사라지는 것을 느낄 수 있을 것이다. 이것은 물 흘리기 요법이 체액으로부터 산(酸)을 제거하기 때문이다.

무릎에 물 흘리기

다리오금이나 팔오금에는 신속한 자극 전달을 위해 혈관과 신경이 두껍게 분포되어 있다. 무릎에 물 흘리기는 이를 자극하는 데 적당한 방법이다. 또 이 요법은 무엇보다 자가 치료가 매우 용이하다.

금기

고혈압이 있는 사람은 실시하지 않는다.

효능 및 효과

· 차가운 물은 정맥류, 수면장애에 효과적이다.

· 차가운 물과 따뜻한 물을 교대로 사용하면 손발이 차갑거나 방광이 약한 사람에게 효과적이다.

기본 도구

· 꼭지를 뺀 샤워기나 물뿌리개

· 훈련 상태 및 일반적인 몸 상태에 따라 차가운 물, 체온과 비슷한 온도의 따뜻한 물, 38도 정도 되는 따뜻한 물을 준비한다. 원칙적으로 물이 차가울수록 효과는 더욱 높아진다. 그러나 필요하다면 미지근한 물을 이용한다.

· 경우에 따라서는 욕실용 수온계도 필요하다.

· 욕조나 샤워조로는 나무나 플라스틱으로 된 석쇠가 좋다.

차가운 물을 사용한 치료법

· 먼저 오른다리 뒤쪽부터 시작한다. 오른쪽 새끼발가락 측면부터 차가운 물을 흘리기 시작해 종아리 바깥쪽을 따라 오금까지 올라간다. 약 10초간 물로 다리 아래쪽 전체를 적신다. 그런 다음 오금에서 종아리 안쪽으로 돌아 발꿈치까지 내려오면서 물을 흘린다.

· 왼다리 뒤쪽도 똑같은 방법으로 시행한다.

· 이제 오른다리 앞쪽 차례이다. 다시 오른쪽 새끼발가락 측면부터 물을 흘리기 시작해 종아리 바깥쪽을 따라 종지뼈까지 올라간다.

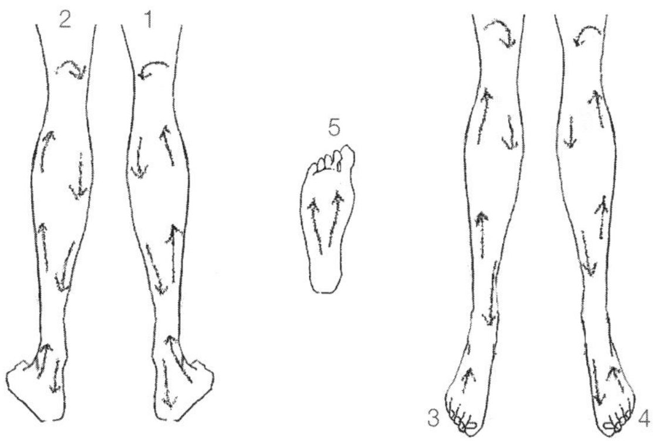

그런 다음 10초 정도 머무르면서 물이 외투처럼 다리 아래쪽 전체를 적시도록 하고, 다시 안쪽을 따라 엄지발가락까지 내려온다.

· 왼다리 앞쪽도 똑같이 물을 흘린다.

· 끝으로 오른쪽 발바닥과 왼쪽 발바닥에 차례로 물을 흘린다.

차가운 물과 따뜻한 물을 교대로 사용한 치료법

차가운 물을 사용한 치료법과 과정이 동일하다. 차이가 있다면 먼저 약 38도의 따뜻한 물로 두 다리에 차례대로 물을 흘린 다음, 동일 과정을 차가운 물로 5~10초 정도 시행하고, 다시 한번 따뜻한 물과 차가운 물을 교대로 짧게 흘리는 것이다.

허벅지에 물 흘리기

무릎 물 흘리기 요법을 확대 적용한 것으로, 소화 촉진에 탁월한 효과가 있다. 물론 순환이나 신진대사를 자극하고, 두 다리의 울혈을 없애는 데도 효과가 있다. 피부와 근육의 국소 혈액순환이 향상된다.

금기

복부기관 및 신장 질환, 고혈압이 있을 경우는 삼간다.

효능 및 효과

· 차가운 물을 사용하면 정맥류, 소화불량, 변비에 효과적이다.

· 차가운 물과 따뜻한 물을 교대로 사용하면 좌골 신경통, 혈관 경련에 탁월하다.

기본 도구

무릎에 물 흘리기 요법을 실시할 경우와 동일하다.

차가운 물을 사용한 치료법

· 오른다리 뒤쪽부터 시작한다. 오른쪽 새끼발가락 측면부터 차가운 물을 부드럽게 흘리기 시작해 종아리 옆쪽을 따라 천천히 엉덩이까지 올라간 후 뒤쪽으로 물줄기를 돌린다. 물이 다리 뒤쪽 전체를 적시는 물 외투막이 형성된 상태에서 약 10초 머무른다. 그런 다음 다리 뒤쪽에서 다시 발꿈치까지 내려오면서 물을 흘린다.

· 왼다리 뒤쪽도 똑같은 방법으로 시행한다.

· 이제 오른다리 앞쪽 차례이다. 다시 오른쪽 새끼발가락 측면부터 물을 흘리기 시작해 다리 바깥쪽을 따라 서혜부(鼠蹊部)까지 올

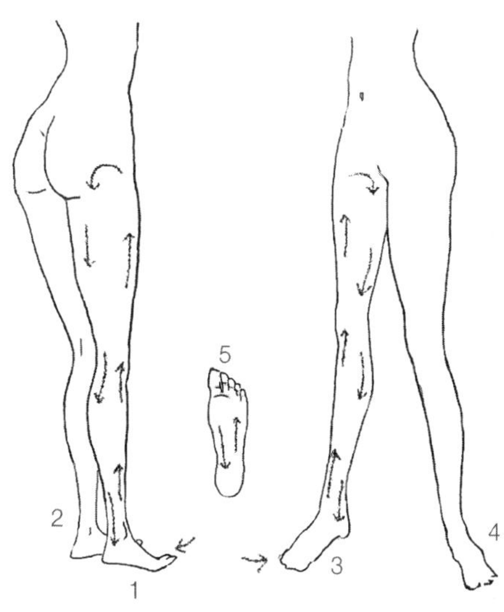

라간다. 그런 다음 10초 정도 머무른 뒤, 다시 안쪽을 따라 엄지발
가락까지 내려온다.

· 왼다리 앞쪽도 똑같이 물을 흘린다. 이때 물살이 방광으로 가지
않도록 주의한다.

· 끝으로 오른쪽 발바닥과 왼쪽 발바닥에 차례로 물을 흘린다.

차가운 물과 따뜻한 물을 교대로 사용한 치료법

차가운 물을 사용한 치료법과 과정이 동일하다. 차이가 있다면 먼
저 약 38도의 따뜻한 물로 두 다리에 차례대로 물을 흘린 다음, 동
일 과정을 차가운 물로 5~10초 정도 시행하고, 다시 한번 따뜻한 물
과 차가운 물을 교대로 짧게 흘리는 것이다.

목덜미에 물 흘리기

이 요법의 효과는 강도가 매우 높기 때문에, 반드시 사전에 의사
혹은 관련 전문가와 상의해야 한다. 목덜미 물 흘리기 요법은 심장
과 호흡기를 강화한다.

금기

폐렴, 결핵, 진행성 심장병이 있는 사람은 삼간다.

효능 및 효과

· 차가운 물 치료 : 염증성 기도 질환, 기관지염 혹은 기관지 천식
에 매우 효과적이다.

· 수온을 점점 높이는 치료 : 어깨근육 경련 및 기타 근육 경화에
특히 탁월하다.

기본 도구

· 욕조

· 차가운 물이 담긴 통(양동이)

· 둥근 의자

· 꼭지를 뺀 샤워기

차가운 물을 사용한 **치료법**

· 욕조 안에 서서 상체를 구부린다. 욕조 안에 세워둔 둥근 의자를 두 손으로 짚어 균형을 유지한다.

· 치료 시작에 앞서, 준비해둔 양동이에 담긴 차가운 물로 심장 부위를 먼저 문질러 심장에 무리가 가지 않도록 한다.

· 오른쪽 목덜미부터 가볍게 원을 그리면서 차가운 물을 부드럽게 흘린다. 신속하게 실시하면서도 서두르지 말고 목을 거쳐 왼쪽 목덜미로 옮겨간다. 그리고 다시 왼쪽부터 반대로 실시한다.

· 물기를 대충 털어내고 옷을 입은 후 몸을 움직여 체온이 다시 올라가도록 한다.

수온을 **점점 높이는** 치료법

같은 방법을 반복 수행하면서 보통 39~40도까지 수온을 올리지만, 피부가 얼마나 견디느냐에 따라 최고 수온을 조절한다.

얼굴에 물 흘리기

얼굴에 물을 흘리는 요법은 일반적으로 얼굴 피부에 활력을 주고 혈액순환을 돕기 위해 실시한다.

금기

눈병, 특히 녹내장이 있는 사람은 실시해서는 안 된다.

효능 및 효과

무엇보다 피로감이나 무기력, 코감기, 눈의 피로, 편두통, 안면 신경통에 좋다.

기본 도구

· 꼭지를 뺀 샤워기나 물뿌리개

· 일반적인 몸의 상태에 따라 차가운 물, 체온과 비슷한 온도의 따뜻한 물을 준비한다. 원칙적으로 물이 차가울수록 효과는 더욱 높아진다. 그러나 필요하다면 미지근한 물을 이용한다.

치료법

· 상체와 머리를 욕조 또는 샤워조 바깥쪽으로 구부리고, 압력을 가하지 않은 차가운 물줄기를 관자놀이 아래 오른쪽부터 턱을 거쳐 얼굴선을 따라 둥글게 돌아 왼쪽 관자놀이로 부드럽게 이동시킨다.

· 다음으로는 지그재그 형태로 이마 전체에 물을 흘리고 오른쪽 관자놀이 부근부터 턱 쪽으로, 그리고 얼굴 전체로 다시 물을 흘린다. 요법을 실시하는 동안 규칙적으로 깊게 숨을 들이쉬고 내쉰다. 그런 다음 수건으로 얼굴을 가볍게 두드려 물기를 닦아낸다.

호흡기 질환에 효과적인 증기 흡입욕

흡입욕은 당연히 호흡기 질환 치료에 탁월하다. 그러나 가스나 분무된 액체, 또는 에테르 증기를 들이마시는 것에 대해서는 의사의 동의가 있어야 한다. 그러나 가정에서 일반적으로 이용할 수 있는 방법도 있다. 특히 캐머마일 저먼 증기를 흡입하면 자극된 점막이 진정되고 부기가 가라앉는 효과가 있다. 점막을 진정시키는 데 페퍼민트나 유칼리, 장뇌를 이용할 수도 있다.

기본 도구
· 증기통 또는 흡입기 역할을 하는 냄비나 세숫대야
· 수건
· 추천하는 첨가물 : 캐머마일 저먼, 양파, 소금 또는 유칼리

치료법
원칙적으로 앞에 나와 있는 얼굴 증기욕과 과정이 동일하다. 차이가 있다면, 흡입욕을 실시할 때 계속 '신선한 공기'를 들이마시는 대신 가능한 한 증기를 깊게 들이마신다는 것이다.

특수 흡입기를 이용하면 눈의 자극 없이 페퍼민트 오일이나 유칼리 오일 등과 같은 천연 치료 흡입제를 최적으로 사용할 수 있다.

흡입기가 없을 경우에는 에테르 오일(유칼리, 페퍼민트 등) 증기욕을 할 때 매우 주의해서 해야 한다. 증기를 흡입할 때에는 반드시 두 눈을 감고, 물에 적셔 접어놓은 수건으로 감은 두 눈을 눌러주어야 한다.

캐머마일 저먼 증기

캐머마일 저먼 한 주먹을 증기통에 넣고 뜨거운 물을 붓는다. 캐머마일 저먼에서 즉각 암청색 오일이 휘발되면서 호흡기 점막의 소염작용을 한다.

양파 증기

소염 및 혈액순환 촉진 효과가 있는 양파는 일반적인 감염이나 코감기, 기침을 비롯해 목이 쉬었을 경우에 좋다. 먼저 양파 4분의 1을 잘게 썬다. 살짝 으깬 양파를 끓는 물에 넣고, 잠시 거품이 일면서 끓어오를 때까지 기다린 다음, 그 증기를 들이마신다.

소금 증기

지나치게 굳어 있는 기관지 점막을 풀어주거나 기침을 가라앉히기 위해 혹은 호흡기 소염을 위해, 천일염이나 온천지의 소금을 녹여 만든 소금물을 기화시킨다. 급할 경우 일반 식염을 사용해도 좋다. 물 한 컵에 티스푼 하나 분량의 소금을 넣어 만든다.

비만이나 신진대사 장애에 좋은 사우나

여가를 즐기는 일이 필수적인 문화 요소로 등장하면서 수영장이나 헬스클럽 등 스포츠 시설뿐 아니라 사우나를 찾는 사람들이 점점 늘고 있다. 이와 발맞춰 대중 사우나 시설도 점점 증가하고 있다.

핀란드 사람들이 즐겨 이용하는 뜨거운 증기요법은 가장 손쉬운 발한요법 중 하나인데, 인체의 면역체계를 강화하기 위해 가장 널리 사용되고 있는 요법이기도 하다.

정기적으로 사우나를 하면 신진대사 활동이 촉진된다. 또 땀을 많이 흘림으로써 여러 독성물질이나 신진대사 노폐물 배출이 활발해진다

증기욕을 하면 피부 위에 얇은 수막이 형성되기 때문에 땀 배출이 어려워지고, 이로써 심장 순환계에 한층 강한 부담이 발생한다. 따라서 사우나 요법은 매우 건강하고 단련된 사람에게만 적합하다.

사우나

스칸디나비아 반도의 대중 스포츠라고 할 수 있는 올바른 사우나의 방법을 알아보자. 사우나 효과를 제대로 얻기 위해서는 몇 가지 원칙을 지켜야 한다.

금기

정맥 혈전증, 진행성 심장 혈액순환 장애, 폐결핵 및 급성 신장염이 있는 사람은 삼간다.

효능 및 효과

비만증이나 위축증과 같은 신진대사 장애에 특히 효과가 탁월하며, 초기 감기나 기관지 염증, 코감기, 피부 트러블, 궤양 및 신경통을 비롯해 통풍이나 류머티즘에도 정기적으로(일주일에 한두 번) 실시하면 효과가 있다. 독성물질이나 신진대사 노폐물 분비도 촉진시킨다.

기본 도구

· 수건 2장(하나는 눕고, 앉고, 땀을 흘리는 데 필요, 다른 하나

는 닦는 데 필요)

· 약 pH 5.5의 부드러운 비누
· 경우에 따라서는 목욕용 신발

치료법

뜨거운 증기를 이용한 발한요법은 4단계로 나뉜다.

준비단계인 1단계에서는 식사 후 1~2시간 이내에는 사우나를 실시하지 않도록 주의한다. 혈당 부족 현상을 막으려면 빵을 약간 먹는 것으로 충분하다. 이외에도 사우나를 실시하기 전에 홍분 상태에 있었다면 15~30분 정도 휴식을 취해 유기체가 열 자극을 잘 받아들이도록 하는 데 유의해야 한다. 사우나 전에 몸을 미리 씻는 것도 잊지 않도록 한다. 샤워를 하면 땀구멍이 열리기 때문에 사우나를 통한 발한 효과를 한층 높일 수 있다. 위생적인 측면에서도 체온과 같은 온도의 물로 미리 샤워를 하는 것이 좋다. 그러나 찬물과 더운물을 섞어 사용하는 샤워는 땀 분비를 막는다.

2단계에서는 본격적으로 사우나 요법을 실시한다. 뜨거운 사우나실로 들어가면서부터 사우나 요법이 시작된다고 할 수 있다. 보통 8~12분 정도 사우나실에 머무른다. 일주일에 한두 번 규칙적으로 사우나를 하면, 유기체의 트레이닝 효과가 있다. 이렇게 단련된 인체는 15분 정도 땀을 흘리게 된다. 사우나는 수건 위에 앉아서도 할 수 있고 누워서도 할 수 있다. 누워서 할 경우에는 사우나실에서 나오기 전에 적당한 시점에 미리 천천히 일어나 순환 장애의 위험(급격한 허탈 상태에 빠지는 위험)을 피하도록 한다.

사우나실에서 나오면 몸을 식히는 3단계가 시작된다. 바깥으로 잠깐 나가서 신선한 공기를 들이마시도록 한다. 이때 몸을 계속 움직여서 폐에 신선한 산소를 충분히 공급한다. 다음 순서에 차가운 물로 자극을 하기 위해서는 몸에 열이 어느 정도 남아 있어야 하기 때문에, 몸이 떨리기 시작하기 전에 이 과정을 끝낸다. 손발과 심장에 차가운 물을 흘리거나 목을 제외한 나머지 부분을 모두 찬물에 담그는 것도 괜찮은 방법이다. 이 두 냉각 과정은 혈압을 잠시 상승시키는 효과가 있다. 그런 다음 4~5분 동안 다시 따뜻한 족욕을 실시한다. 그런 다음 위에서 말한 물 흘리기와 전신을 차가운 물에 담그는 방법을 다시 한번 실시해, 더 이상 땀을 흘리지 않도록 인체의 열을 모두 식힌다. 전체 냉각 과정에는 10~15분을 할애한다. 지금까지 말한 사우나실 입실, 몸 데우기 및 식히기 과정을 개인적인 '훈련 정도'에 따라 시간을 달리 적용해 한두 번 반복 실시한다.

4단계에서는 옷을 입고 30분 정도 휴식을 취한다. 이때 지나치게 몸을 식히지 않도록 주의하고, 땀으로 배출한 수분만큼 물이나 과일 주스를 충분히 섭취하도록 한다. 단 냉장고에서 막 꺼낸 차가운 음료는 금물이다.

사우나 업소 대부분이 초보자를 위해 '올바른 사우나 방법'을 벽에 부착하고 있다. 이를 참고하면 처음에는 복잡해 보이는 사우나를 좀더 쉽게 실시할 수 있을 것이다.

주의사항

· 몸이 지쳐 있을 때나 허기져 있을 때에는 사우나를 실시해서는 안 된다. 급격한 허탈 상태를 초래할 수 있다.

· 사우나를 하면서 장시간 대화를 나누거나 체조 등을 하지 않도록 한다. 자칫 순환이나 호흡 장애가 발생할 수 있다. 또 지나치게 오래 땀을 흘리거나 브러시로 몸을 세게 문지르지 않도록 한다.

· 사우나실에서 나온 뒤에는 호흡 곤란이나 순환 장애를 유발할 수 있는 따뜻한 샤워는 금하도록 한다. 어떤 형태이든 사우나실에서 나온 뒤에 땀을 다시 흘리는 것은 치료 리듬을 해치고 감기를 초래할 수 있다.

· 갑자기 바깥 공기를 들이쉬면서 목욕할 경우 소화 불량을 유발할 수 있으며, 바깥 공기를 지나치게 많이 들이마시는 것도 경련 증상을 초래할 수 있다.

· 몸을 식히는 단계에서 몸에 센 물살을 흘리면 혈관계 반응 이상으로 급격한 허탈 상태에 빠질 수도 있다.

· 몸을 미리 씻지 않고 욕조에 들어가면 물이 더러워질 수 있으니 주의한다.

· 몸에 적당한 정도로 수온을 조절해놓은 물에 들어가는 것은 2차 냉각을 지연시킨다.

· 따뜻한 족욕을 실시하지 않으면 혈액순환이 정상 상태로 돌아오는 것이 지체된다. 이런 상태에서 차가운 족욕이나 물속 걷기 요법을 실시할 경우 혈관 경련이 일어날 수 있다.

· 따뜻한 물속에 계속 있으면 냉각 효과가 지체되고, 경우에 따라서는 감기에 걸릴 수도 있다.

· 씻을 때 비누를 지나치게 사용하면 피부의 내산(耐酸) 막이 파괴된다.

· 옷을 입지 않거나 담요를 덮지 않은 상태에서 휴식을 취하면 저체온증 위험이 있다.

부분별 세척법

여성들 중에는 질 세척을 하면서 장갑을 끼는 사람들이 종종 있다. 이들은 위생적인 측면에서 반드시 장갑이 필요하다고 생각한다. 그러나 이는 예기치 않은 부작용을 낳을 수 있다. 매일 계속되는 세척을 통해 건강한 질의 자기 정화를 담당하는 유산균이 죽을 수도 있기 때문이다.

그래서 질 세척은 반드시 전문의의 처방이 필요하다. 구강 세척, 코 세척, 눈 세척, 질 세척의 공통적인 목표는 유독 물질을 외부로 배출시키는 데 있다.

구강 세척

많은 사람들은 양치질을 외에도 하루 한두 번 구강세척을 하는 것을 당연하게 여기고 있다. 식초를 비롯해 캐머마일 저먼과 샐비어를 우려낸 물 혹은 티트리 오일수로 구강을 세척하면 소염 및 해독 효과를 볼 수 있다.

효능 및 효과

잇몸염증 및 점막염증 등에 효과적이다.

기본 도구

식초, 캐머마일 저먼 혹은 차 잎사귀와 같은 첨가물

치료법

먼저 깨끗한 미온수로 입안을 헹군 다음, 차게 식힌 캐머마일 저먼 차나 샐비어 차로 세척한다. 차를 머금고 입을 다문 다음 이 사이에 골고루 용액이 가도록 한다. 미온수는 점막의 숨구멍을 열어줌으로써 캐머마일 저먼이나 샐비어의 약효가 극대화되도록 한다. 낮은 온도의 차는 잇몸과 점막을 튼튼하게 한다.

오일 세척

잠자리에서 일어난 후 티스푼으로 식초 한 숟가락을 첨가해 차게 식힌 해바라기 오일로 매일 10분 정도 구강 세척을 하면 해독 효과를 볼 수 있다. 오일을 이 사이로 골고루 통과시키고 목구멍으로 가볍게 가글한다. 이때 해바라기 오일을 삼키지 않도록 주의한다. 오일에는 독성물질 및 노폐물이 포함되어 있기 때문이다. 따라서 깨끗하게 뱉어내고 약간 따뜻한 물로 여러 번 헹궈내야 한다. 이 물도 삼켜서는 안 된다. 그런 다음 양치질을 한다.

코 세척

감기나 비근(鼻根)이 있는 이마 위쪽으로 두통이 있을 경우에 매우 효과적이다.

기본 도구

· 흡입기 또는 20ml 분무기 혹은 코 세척기
· 침을 뱉는 타구(唾具)
· 체온 정도로 따뜻한 캐머마일 저먼수(水) 혹은 소금물

치료법

등을 대고 누워 콧구멍을 차례대로 세척한다. 이때 세척액이 비강

으로 들어가지 않도록 주의한다. 세척액을 소량씩 넣고 바로 다시
뱉어낸다.

코 세척기를 이용할 때에는 옆으로 누워야 한다. 한쪽 콧구멍으로
세척액을 넣어 다른 쪽으로 세척액이 흘러나오도록 한다. 그런 다음
다시 반대 방향으로 누워 같은 과정을 반복한다.

눈 세척

결막염이 있거나 민감성 안구 환자가 이 요법을 이용할 경우 점막
진정 효과가 있다.

기본 도구

· 체온과 같은 따뜻한 물
· 추천하는 첨가물 : 캐머마일 저먼

치료법

머리를 욕조 또는 세숫대야 위로 구부리고 옆으로 고개를 살짝 돌
린 후, 치료하려는 눈의 안쪽 눈물샘부터 관자놀이 쪽으로 세척액이
흐르도록 한다. 이때 두 손가락으로 눈꺼풀을 잡고 벌린다.

질 세척

앞서 언급한 대로 질 세척은 정기적으로 실시하지 말고, 별도의
의사 지시가 있을 경우에만 실시한다.

기본 도구

· 모관이 달린 흡입기

· 체온과 같은 따뜻한 물 1~2*l*
추천하는 첨가물 : 캐머마일 저면

치료법

부인과 검사를 실시할 때처럼 다리를 벌린다. 모관을 조심스럽게
질 내부로 삽입한 후 세척 압력을 조절하면서 실시한다.

관장

중국인들은 '죽음은 장에 달려 있다'고 말한다. 오랫동안 건강한
삶을 영위하기 위해서는 가끔 장을 청소하는 것이 좋다.

빠르면서도 효과적으로 변비를 없애는 데 관장만한 것이 없다. 이
요법을 실시하면 독성물질이 순조롭게 배출되고 면역체계도 강화된
다. 또 관장은 열을 내리는 효과도 있기 때문에 고열이 있을 때 실시
하면 좋다. 젖먹이 아기나 어린이가 열이 날 때에도 고무 관장기를
이용해 관장을 실시하면, 불안을 진정시키고 속을 달래는 효과가 있
어 밤에 편안하게 잠을 이룰 수 있다.

금기

결막염과 같은 복강염이나 급성 염증이 있는 사람은 삼간다.

효능 및 효과

· 차가운 물을 이용한 세척 : 위나 장의 인플루엔자, 장 연동, 치
질, 항문 소양, 면역력 감소 등에 효과적이다.

· 실온 정도의 물을 이용한 세척 : 고열, 만성 변비 등에 좋다.

· 체온과 비슷한 온도에서 40도까지 이르는 뜨거운 물을 이용한

세척 : 설사, 구토, 경련성 변비, 방광염, 생리통, 담낭 또는 신장의
경련성 통증, 일반적인 속 불쾌감, 탈수증 등에 효과적이다.

기본 도구

· 약국에서 구입할 수 있는 흡입기 또는 고무 관장기
· 고무 깔개
· 치료 목적에 따라 수온을 조절해놓은 물
· 소량의 크림 혹은 바셀린
· 추천하는 첨가물 : 캐머마일 저먼 혹은 소금

치료법

그 효과는 매우 탁월하지만 치료 방법이 그다지 유쾌하지 않아 그
다지 많은 호응을 얻지 못하고 있다.

관장에는 일반 관장과 지속성 관장이 있다. 일반 관장은 나이에
따라 사용하는 관장액의 양이 다르다. 유아의 경우에는 고무 관장기
에 약 7~10ml, 어린아이의 경우에는 250ml, 이보다 좀더 큰 어린
이는 최고 500ml까지 관장액을 채운다. 성인은 1l를 채워도 전혀 무
리가 없다. 이와 달리 지속성 관장은 관장액을 소량씩 사용해 약 20
분 간격으로 여러 번 관장을 실시한다.

관장액이 무리 없이 항문으로 들어갈 수 있도록 환자는 두 다리를
가슴 쪽으로 접어 올리고 침대 위에서 왼쪽으로 돌아눕는다. 침대가
얼룩지지 않도록 하기 위해 고무 매트나 이와 유사한 것을 시트 위
에 깐다. 관장액이 250ml가 넘는 경우에는 원칙적으로 흡입기를 사
용함으로써 관장액을 삽입하고 뺄 때에 통증을 최소화한다.

환자의 항문에 관을 삽입하기 전에, 연결 호스에 기포가 생기지

않도록 반드시 확인한다. 또, 흡입기의 삽입관이 잘 삽입되도록 크림이나 바셀린을 약간 발라주는 것도 잊지 않도록 한다.

환자가 규칙적으로 입으로 숨을 쉬도록 하면서 환자를 계속 관찰하도록 하라. 환자가 통증을 호소하면 관장액 삽입 압력과 속도를 낮춘다.

경험에 비추어 봤을 때 대부분의 어린이들은 처음에 이 낯선 것에 대한 거부 반응을 보인다. 그러나 부모가 관장을 하고 나면 다시 몸이 건강해질 거라고 설득하는 등 일단 한번 안심시키고 나면 대개 아무 문제없이 실시할 수 있다. 어린이들 스스로가 효과를 직접 확인하고 나면 이후로는 더 적극적인 자세를 취하게 된다.

일반 관장은 하루 5회 정도까지 실시한다. 그러나 관장액을 소량 사용하는 지속성 관장은 일반 관장보다 좀더 자주 실시해야 한다.

질병을 예방하는 물속 걷기

이슬에 젖은 싱싱한 풀이나 물방울이 맺혀 있는 잔디 혹은 눈 위를 맨발로 걷는 일은 질병 예방 효과가 탁월하다. 특히 건강이 좋지 않고 원기가 부족할 때 활력을 주는 매우 간단하면서도 효과적인 방법이다.

효능 및 효과
면역력 약화, 초기 감기, 일기 변화에 따른 자율 신경계 통증, 흥분 상태, 스트레스성 몸살, 멍함, 수면장애 등

기본 도구

· 일반적인 걷기 : 마른 양말(경우에 따라서 양말을 따뜻하게 하기 위한 보온주머니 2개)

· 맨발로 걷기, 이슬 젖은 풀밭 걷기, 눈 위 걷기 : 이슬 젖은 자연 풀, 물방울이 맺혀 있는 잔디, 깨끗한 눈

· 물속 걷기 : 바닥이 미끄럼 방지 처리된 욕조 혹은 얕은 시내, 욕조 깊이 정도 되는 18도의 차가운 물

치료법

· 일반적인 걷기 : 반드시 발을 따뜻하게 해서 걷는다. 따뜻한 양말을 신고 몸이 완전히 더워질 때까지 걷는다.

· 맨발로 걷기, 이슬 젖은 풀밭 걷기 : 초보자는 25분, 숙련자는 45분 정도 이슬 젖은 차가운 풀밭 위를 걷는다.

· 눈 위를 걷기 : 초보자의 경우 겨울에 맨 발로 눈 위를 걷는 것은 몇 초만 실시한다. 익숙해지고 나면 시간을 조금 연장해도 좋다.

· 물속 걷기 : 한 걸음 내딛을 때마다 발을 물 밖으로 완전히 들어올렸다가 내려놓는다. 3~5분이면 충분하다.

잠재된 치유력을 일깨우는 감기와 팩하기

감기, 팩하기, 찜질하기, 압박붕대로 감싸기는 개념상 분명하게 구분할 수 없다. 표현 자체가 그 과정에서 비롯된 것이기 때문이다. 이 책에서 말하는 감기와 팩하기는 모두 일종의 습포요법이다. 단지 감는다고 할 경우에는 국소요법을 말하는 것이고, 팩한다고 할 경우

에는 전신을 다 감는 것을 말한다. 압박붕대로 감싸기는 첨가물을 함께 이용하는 요법을 칭한다. 또 부분 팩은 일부만 습포하는 부분 감기를 말한다.

질병을 치료하는 데에는 위의 요법들이 매우 효과적이다. 통증을 완화시키고 치료 과정에 긍정적인 영향을 주는 이 요법들은 인체의 잠재 치유력을 일깨운다.

약초나 식초, 기타 첨가물의 이용 여부에 상관없이 감기요법은 혈액순환을 촉진한다. 조직으로의 영양소 공급이 활발해지고, 심장 순환계에 산소와 면역물질 공급이 촉진된다. 또 노폐물과 신진대사 분해 산물의 운송 및 배출이 활발해진다.

심장 순환계

심장은 2심방 2심실로 이루어져 있다. 심장은 분배 작용을 하는 동맥을 통해 산소를 포함하고 있는 혈액을 좌심실로부터 머리에서 발끝 조직까지 공급한다. 정맥은 산소가 거의 없는, 이산화탄소라고도 불리는 탄산이 축적되어 있는 혈액이 우심방으로 되돌아오도록 하는 역할을 담당한다.

림프관에는 특별한 관리가 필요한 조직액 소량이 흘러들어온다. 산소가 부족한 채 우심방에 들어온 혈액은 이제 우심실을 지나 폐로 들어가는데, 폐 순환계는 소순환계라고도 불린다. 여기에서는 호흡을 통해 다시 산소를 공급받고 이산화탄소는 외부로 배출시킨다. 폐 순환계를 지나 우심방으로 들어간 혈액은 이제 다시 좌심실에서 시작되는 심장의 대순환을 준비하게 된다.

이런 순환계를 조정하는 것은 신경이다. 말초신경계의 일부인 피부조직에는 많은 혈관이 지나가고 있다. 혈관은 서로 모여서 넓어질 수 있는 특성이 있다. 교감신경을 자극하면 혈관 수축이 일어나고, 자극을 약화시키면 혈관 확장이 일어난다. 교감신경에는 적이 있는데, 부교감신경이 바로 그것이다. 교감신경과 부교감신경은 우리의 의지와 상관없이 움직이는 자율신경계에 속한다. 부교감신경은 교감신경의 자극을 저지하는 역할을 한다.

수건과 섬유

감기, 팩하기, 찜질하기, 압박붕대로 감싸기를 하는 데에는 다양한 크기의 수건이 필요하다. 겉수건과 속수건뿐 아니라 약초를 이용할 경우 수건의 변색을 막기 위해 중간수건이 필요할 수도 있다. 어떤 경우에도 합성섬유로 된 수건을 이용하지 않도록 한다. 합성섬유는 이 요법의 효과를 크게 감소시키며, 경우에 따라서는 부작용을 일으킬 수도 있다.

울과 면 비교

울

· 섬유가 40퍼센트를 차지하며 통기성이 60퍼센트에 이른다.

· 보온성이 뛰어나다.

· 자체 무게의 3분의 1까지 증기를 빨아들이면서도 건조한 상태를 유지한다.

· 물방울이 방울져 떨어진다.

· 병원균 서식 가능성이 적다.

· 증기와 향 흡수가 좋다.

· 높은 온도의 물로 세척해선 안 된다.

· 자주 세척하면 좋지 않다.

면

· 섬유가 80퍼센트를 차지하며 통기성이 20퍼센트에 이른다.

· 보온성이 뛰어나다.

· 흡수력이 뛰어나고 빨리 냉각된다.

· 물을 잘 빨아들인다.

· 병원균 서식 가능성이 높다.

· 땀이나 빛에 잘 견딘다.

· 높은 온도의 물로 세척할 수 있다.

· 자주 세척해도 좋다.

속수건 준비하기

기본 도구

· 종아리 감기, 목덜미·가슴·등·복부 감기에 필요한 붕대

· 어린이 감기요법에 필요한 수건을 만들기 위한 침대보

· 목 감기 및 기타 감기에 필요한 손수건

· 약초(캐머마일 저면, 건초의 풀씨 등)를 이용할 경우 필요한 얇은 면 소재 주머니

크기

· 성인용 가슴·하복부 수건 : 직물 강도에 따라 35×140cm로 접거나 자른다.

· 어린이용 수건 : 폭은 어린이 허리부터 팔 아래쪽까지 길이가 되도록 한다(직물 강도에 따라 접거나 자른다). 길이는 가슴둘레의 1.5배가 되도록 한다.

· 목수건 : 8×25cm

겉수건 준비하기

기본 도구

· 가슴·하복부 감기용 울 수건. 종아리 감기를 실시할 경우 습기를 차단하기 위한 방수깔개

· 관절 또는 목감기용 울 숄 또는 실크 수건

· 어깨·목덜미 부위용 삼각 울 수건

· 귀를 감은 뒤 고정하기 위한 울 모자

· 유아 가슴감기를 위한 면 탈지면

크기

속수건 크기에 따라 달라진다. 겉수건은 속수건보다 사방으로 최소한 2~3cm 더 커야 한다. 성인용 가슴·하복부 수건은 40×145cm로 한다.

중간수건 준비하기

약초를 첨가할 경우 겉수건이 변색되는 것을 막고 울에 민감한 환자들을 보호하기 위해서 중간수건을 이용한다. 중간수건은 최소한 속수건과 같은 크기여야 하며, 가려움을 잘 타는 환자의 경우에는 겉수건보다 2~3cm 더 크게 만들도록 한다. 양면이 거친 면직물이나 플란넬이 가장 적당하다.

그밖에 필요한 것

· 울이나 면으로 된 양말 또는 스타킹

· 뜨겁게 흠뻑 젖은 상태에서 꽉 쥐어짜는 데 알맞은 테리 천 혹은 곱슬곱슬한 방사로 짠 수건

· 감기요법을 행할 때 예열 혹은 보온에 필요한 고무 보온주머니 2개

· 뜨겁게 흠뻑 젖은 수건을 짜거나, 껍질 벗긴 감자나 양파를 으깨는 데 필요한 국수방망이

· 작은 팩을 고정시키는 데 필요한 반창고나 밴드

· 양파를 재료로 한 감기요법에서 고무 보온주머니 2개 사이에 양파 팩을 놓고 예열하는 데 필요한 알루미늄 호일

· 가위

고정 보조도구

· 어깨·목덜미 부위 압박붕대를 하는 데 필요한 팬티스타킹이나 파자마 하의

· 어린아이의 가슴이나 하복부 감기, 팔·다리·관절·목 팩을 고정하는 데 필요한 띠

· 붕대 고정장치(가만히 있지 못하는 환자의 경우에만)

· 울이나 면으로 된 모자 혹은 헤어밴드

물 적시기, 따뜻하게 데우기, 증기 쐬기

온습포나 감기, 찜질 또는 증기 압박붕대 요법에 앞서 세숫대야나 반죽용 그릇, 테리 천으로 된 수건, 그리고 요법에 따라 적당하게 접은 속수건을 준비한다. 속수건에 뜨겁게 끓는 물 또는 약초를 우려낸 물을 붓고, 그 위에 테리 천으로 된 수건을 덮는다. 그런 다음 손가락으로 수건 끝부분을 잡고 꽉 짠다.

버찌씨나 약초를 넣은 주머니 같은 보조도구들은 건조한 상태로 따뜻하게 해두어야 한다. 이렇게 하려면 냄비에 물을 끓이고 뚜껑을

거꾸로 엎어, 그 위에 각종 보조도구를 두면 된다.

팩이나 압박붕대에 첨가물과 함께 증기를 쐬려면(증기 압박붕대), 먼저 냄비 안에 원하는 첨가물을 넣은 후 뚜껑 대신 체를 얹는다. 그런 다음 가제를 씌워 가장자리를 팽팽하게 당겨 빨래집게로 고정하고, 가제 위에 다시 수건을 얹어 첨가물과 함께 나오는 증기를 약 20분 동안 쐰다.

냉습포를 할 경우에는 깨끗한 물에 찬물의 효과를 강화시키는 식초나 소금을 첨가한다. 미리 접어놓은 속수건을 담근다. 냉습포를 통해 열을 치료하려면 완전히 적신 속수건을 가볍게 짜서(차게 흠뻑 젖어 있을 정도), 가능한 한 습포가 많은 열을 빨아들일 수 있도록 한다. 반대로 국소적으로 체온을 올리려면 수건을 세게 비틀어 짠다(차게 습기만 있을 정도).

붙이기 및 고정하기

습포를 감고 붙일 때 공기가 들어가면 효과가 떨어질 수 있으니 항상 주의해야 한다. 따라서 감기와 팩을 할 때에는 공기가 들어가지 않도록 끝부분을 밀폐해 고정시켜야 한다. 감기를 하는 수건은 모두 팽팽하게 당겨 고정시킨다. 이때 오른손은 수건의 한쪽 끝부분을 팽팽하게 잡아당기고, 왼손은 반대쪽 끝부분을 잡아당겨 수건이 주름 없이 몸에 감기도록 한다.

다른 수건을 덧붙여 감을 때에는 다음 수건을 적시에 미리 준비해, 솔기가 없도록 잘 감아야 한다. 감은 수건을 풀고 난 다음에는 찬물을 이용해 치료 부위를 신속하게 씻는다. 그러고는 적어도 30분 정도의 충분한 휴식을 취한다.

온도에 따른 효과

감기, 팩하기, 찜질 또는 압박붕대 요법을 흠뻑 젖어 있는 냉습포로 실시하는 것은 초기 염증에 적합하다. 이를 통해 염증이 있는 조직액이 해당 부위에 고이는 것을 막을 수 있다. 이외에도 고열이 있을 때 열을 내리거나, 몸속의 노폐물과 독소를 제거하고, 또 내부 장기의 치료 반응을 촉진하려는 경우에도 효과적이다. 벌레에 물리거나 쏘였을 경우에는 흠뻑 젖은 상태로 매우 차가운 냉습포를 붙이는 것이 좋다. 이때 속수건은 살짝 가볍게 짜도록 한다. 차갑게 부착한 습포가 따뜻하게 되었을 때는 경우에 따라 떼어내고 다시 붙이도록 한다.

축축하게 젖어 있는 냉습포로 실시하는 것은 국소 혈액순환 자극이나 신진대사 촉진에 좋다. 속수건은 세게 비틀어 짜서 사용한다. 급할 경우 약 1시간 후에, 늦어도 땀이 나기 전에는 축축한 냉습포를 떼어낸다. 단, 발열성 질환의 경우에는 발한 증상이 날 때까지 기다려야 한다. 이 경우 1시간 30분에서 2시간 정도 습포를 부착해 둔다.

축축하게 젖어 있는 냉습포와 온습포를 교대로 실시하는 것은 예외적인 경우이지만, 요통으로 고생하면서 뜨거운 허리 감기를 여러 차례 실시했던 사람들은 그 탁월한 통증 감소 효과를 매우 높이 평가한다.

습포 부위를 넓게 적용하려고 하거나 혈압이 높은 사람일수록 아주 뜨겁거나 아주 차가운 습포를 실시해서는 안 된다. 적당하게 따뜻한 습포는 혈압을 낮추고 심장의 부담을 덜기 때문에 혈압이 높은 사람은 체온 정도의 따뜻한 감기를 꾸준히 실시하는 것이 좋다.

혈압이 낮은 경우에는 따뜻한 감기요법은 종류가 어떤 것이든 모두 피하는 것이 좋다. 순환계가 약한 사람이 온습포 요법을 이용하면 일시적으로 현기증이 올 수도 있다. 물론 이는 유쾌한 경험이 아니지만, 그렇다고 매우 위험한 것은 아니다.

젖은 수건 위에 앉기
이 요법은 혈액순환과 대장 연동운동을 촉진한다.

효능 및 효과
장운동 부진 및 치질에 효과적이다.

기본 도구
· 낮은 의자
· 겉수건과 속수건 각각 1장씩

치료법
앉으려는 위치에 겉수건(울 담요가 가장 좋다)을 놓고, 그 위에 흠뻑 젖은 차가운 속수건을 4~8번 접어 올려놓는다. 엉덩이를 대고 앉아서 담요로 싼 다음 약 30분 동안 앉아 있는다. 그런 다음 미리 따뜻하게 데워놓은 침대에서 30분 동안 휴식을 취한다.

가슴 감기
가장 널리 이용되고 있는 감기요법 가운데 하나가 가슴 감기이다. 겨드랑이 아래쪽부터 거의 배꼽까지 감게 되는데, 질병이 있을 경우에는 절대 차가운 습포로 감아서는 안 된다. 이 방법으로 호흡기 통증을 완화시키고 가래를 줄일 수 있다.

축축하게 젖은 냉습포로 실시하는 가슴 감기는 일종의 찜질요법
이다. 이 찜질요법은 오랜 호흡기 질환에 탁월한 효과를 발휘한다.

효능 및 효과
· 축축한 온습포 : 감기, 유행성 전염병, 기관지염, 폐렴, 신경통
· 축축한 냉습포 : 호흡기 강화

도구
· 겉수건 1장과 속수건 2장
· 울에 민감한 사람의 경우에는 중간수건도 필요
· 뜨거운 물
· 차가운 물(냉습포 찜질요법의 경우에만)
· 추천하는 첨가물 : 열 효과가 오래 지속되도록 하기 위해 필요한
감자, 몸을 데우고 면역력을 강화시키는 데 좋은 백리향

치료법
침대에 누워 겉수건을 침대 위에 펼쳐놓는다. 뜨거운 물이나 백리
향 차 혹은 (냉습포 찜질요법의 경우) 차가운 물에 적셔 꼭 짜놓은
속수건으로 몸을 축축하게 데운다. 견딜 수만 있다면 겉수건을 가능
한 한 뜨겁게 해서 신속하게 상반신을 감는다. 습포가 식기 시작하
면, 뜨겁게 해놓은 두번째 습포로 교체한다.
열이 오래 가도록 하려면 방금 깎은 감자가 좋다. 잔주름이 지게
짠 요리용 견직물에 감자를 올려놓고 건조한 속수건로 싼 다음, 주
먹이나 국수방망이로 으깨 흉골 위에 펼쳐 바른다. 그런 다음 적어
도 30분 동안 휴식을 취한다.

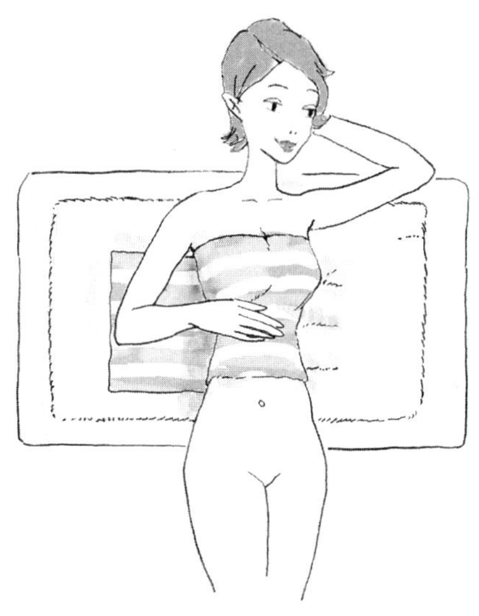

기관지염이 있을 경우에는 백리향 압박붕대를 사용하면 효과가 있다. 팔팔 끓인 백리향 차에 접은 속수건을 넣었다가 다시 꺼내서 꼭 짠다. 울이나 면으로 된 못 쓰는 팬티스타킹의 엉덩이 부분에 속수건을 올려놓고 스타킹을 어깨에 맨다.

이때 압박붕대는 가슴 부위에, 그리고 스타킹은 어깨 위로 오도록 한다. 이 둘이 서로 교차하면서 등을 지나 팬티스타킹 허리 부분 높이에서 다시 몸 앞쪽으로 오도록 한 다음 옆쪽에서 매듭을 짓는다. 압박붕대가 흘러내리지 않도록 주의하면서 마지막으로 그 위에 울 스웨터를 입는다. 침대에 누워서도 보온주머니를 이용해 압박붕대를 따뜻하게 할 수 있다.

목 감기

인후염, 코감기, 축농증에 효과적이다.

효능 및 효과

· 냉습포 : 편도선염, 인후염, 인두염, 목이 잠겼을 때, 목 림프샘 부종

· 온습포 : 전두동염(前頭洞炎), 상악동염(上顎洞炎)의 통증 진정

기본 도구

· 속수건

· 냉습포에는 실크 소재 겉수건, 온습포에는 울 소재 숄

· 냉수 또는 온수

· 추천 첨가물 : 냉기가 오래 가도록 하는 데 필요한 얇게 썬 레몬

치료법

치료 목적에 따라 찬 속수건 혹은 축축하면서 따뜻한 속수건을 가급적 귀 아래까지 목을 빙 둘러싸고, 그 위로 울 소재 숄이나 실크 소재 수건을 감아서 속수건의 위아래 모서리가 완전히 밀폐되도록 한다. 속수건이 마르면 곧바로 새것으로 교체한다.

전체 치료 시간이 1시간을 넘어서는 안 된다. 치료가 끝나면 1시간 이상 휴식을 취한다. 레몬을 얇게 썰어 속수건에 넣으면 부기를 가라앉히는 냉습포 효과가 증대된다.

종아리 감기

현재 널리 사용되고 있는 감기요법으로는 목 감기 외에 종아리 감

기가 있다. 종아리 감기는 정맥류 및 정맥염 치료에서 빼놓을 수 없
는 요법이다.

효능 및 효과

· 흠뻑 젖은 냉습포 : 열을 내리는 효과가 있고, 독성 물질을 배출
시키는 데 탁월하다.

· 축축한 냉습포 : 불안, 수면장애, 만성 관절 류머티즘, 림프 울
혈 및 부종에 효과적이다.

· 축축한 온습 : 근육·인대·관절 부상 및 중증 류머티즘 장애에 탁
월하다.

도구

· 울 소재 겉수건 및 속수건
· 울에 민감한 사람의 경우에는 중간수건도 필요
· 치료 목적에 적절한 온도의 물
· 추천하는 첨가물 : 식초나 소금

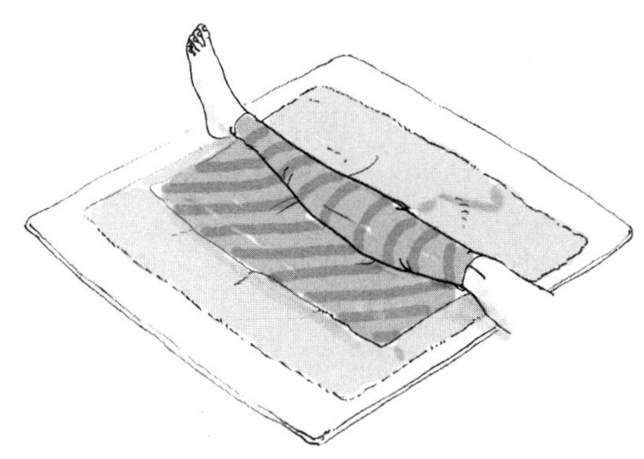

치료법

복사뼈부터 시작해 오금까지 감도록 한다. 축축한 온습포는 반드시 1~2시간 정도는 감고 있어야 한다.

허리 감기

갈비뼈부터 허벅지 중간까지 감는다. 특히 허리 부분을 바짝 조인다. 하복부 감기에서는 엉덩이 부분만 감는다.

효능 및 효과

· 축축한 냉습포 : 만성적인 담낭, 방광, 신장, 간의 통증에 효과적이며, 수면제 효과도 있다.

· 체온과 비슷한 온도의 온습포 : 담낭, 방광, 신장, 간의 염증성 질환과 소화기관, 특히 장의 급만성 질환(변비) 등에 좋다.

· 뜨거운 습포 : 담낭이나 신장의 급성 산통에 좋다. 4~8번 접은 뜨겁고 축축한 속수건을 이용해 몸을 지지하는 등 쪽의 허리 척추 부위에 허리 감기를 실시한다. 오한이나 고열을 동반한 산통의 경우에는 허리 감기를 응급수단으로만 이용하고, 반드시 의사에게 진찰을 받아야 한다.

기본 도구

· 겉수건과 속수건 각각 1장씩

· 울에 민감한 사람의 경우에는 중간수건도 필요

· 치료 목적에 적절한 온도의 물

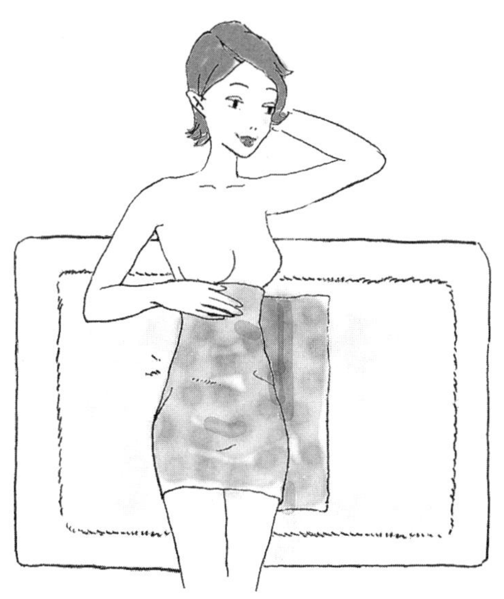

치료법

속수건, 중간수건, 겉수건 순서로 감는다.

몸의 4분의 3 감기

4분의 3 감기에서는 전신 감기와 달리 목과 팔은 감지 않고 가볍게 덮어주도록 한다. 겨드랑이부터 발가락까지 감아줌으로써, 장기를 따뜻하게 해 발한을 촉진하고, 독성 물질과 신진대사 노폐물 배출을 자극한다.

감기요법은 최대 2시간으로 제한한다. 그런 다음 30분 정도 침대에 누워 휴식을 취한다.

효능 및 효과

감기 및 만성 호흡기 질환, 갱년기 증상, 통풍, 류머티즘, 비만 등에 효과적이다.

기본 도구

· 울 담요
· 목욕수건 크기의 속수건 2장
· 울에 민감한 사람의 경우에는 커다란 중간수건도 필요
· 차가운 물
· 경우에 따라 보온주머니도 필요

치료법

울 담요와 마른 목욕수건 한 장을 침대에 깔고, 목욕수건 2장을 물에 적신 다음 꽉 짜서 그 위에 놓는다. 감는 습포의 위쪽이 겨드랑이 바로 아래까지 오게 한다. 처음에는 축축하고 차가운 수건을, 그런 다음 마른 수건을, 마지막으로는 울 수건을 바싹 감는다. 이때 두 발은 항상 따뜻하게 한다. 필요하다면 보온주머니를 이용한다.

하박 감기 및 발 감기

건초염이나 관절염 혹은 신경조직에 생기는 염증은 사무직원, 음악가 및 아마추어 운동선수들에게 나타나는 가장 흔한 질병이다.

효능 및 효과

· 흠뻑 젖은 냉습포를 이용한 발 감기 : 상처, 부상, 탈구, 타박상
· 흠뻑 젖은 온습포를 이용한 발 감기 : 혈압 강하, 순환 촉진

・축축한 냉습포를 이용한 발 감기 : 진정 효과 및 수면 촉진

・축축한 온습포를 이용한 하박 감기 : 신경 및 인대조직의 염증 완화

기본 도구

・겉수건과 속수건 각각 1장씩, 발 감기에는 삼각수건이 좋음

・울에 민감한 사람의 경우에는 중간수건도 필요

・치료 목적에 적절한 온도의 물

・추천하는 첨가물 : 양파, 겨자 혹은 식초

치료법

하박 감기에서는 팔꿈치와 손목 사이를 감고, 발 감기에서는 발가락과 복사뼈를 감는다. 흠뻑 젖은 혹은 축축한 냉습포는 뜨듯해지면 바로 새것으로 교체한다. 반대로 축축한 온습포는 1~2시간 동안 감고 있는다.

축축한 면양말을 이용할 수도 있는데, 이때 '식초 양말'이 매우 효과적이다. 이 위에 마른 울 양말을 신는다. 사용하는 물의 온도 및 첨가물은 치료 목적에 따라 달라진다.

이외에도 '양파 양말'이 있다. 발로 양파 두 개를 밟아 대충 부순 다음 이를 직사각형 모양으로 접어놓은 수건 위에 뿌린다. 양파 조각 위에 수건을 덮고 두들겨 치료하려는 발바닥 크기의 팩을 만든다. 압박붕대를 건조시켜 따뜻하게 한 다음, 울 양말을 이용해 발바닥 아래에 고정시킨다. 압박붕대는 반드시 따뜻한 상태를 유지해야 한다. 밤새 압박붕대를 하고 있어도 좋다.

관절 감기

관절 감기를 실시할 때에는 겉수건과 속수건 각각 1장을 이용해 해당 관절만 감싸면 된다. 증상에 따라 수온을 결정한다.

해당 관절이 붉은 색으로 변하거나 열은 나지 않지만 만성적으로 통증이 있을 경우에는 뜨거운 물로 치료하도록 한다.

무리한 사용으로 인해 관절에 염증이 생겼거나 갑자기 통증이 오고 부을 때, 또는 열이 나면서 간혹 붉게 변할 경우에는 냉습포를 이용한 관절 감기를 실시한다.

다발성 관절염, 즉 만성적으로 붓고 열이 나며, 경우에 따라 부위가 붉게 변하고 가만히 있을 경우에도 통증이 느껴질 때에는 미지근하거나 체온과 비슷한 정도의 따뜻한 온습포로 감아준다.

증상이 확실하지 않은 경우에는 의사나 관련 전문가의 진찰을 받도록 한다.

귀 압박붕대

매우 불쾌한 질병 가운데 하나인 중이염에 효과적인 방법이다.

효능 및 효과

중이염에 빠른 효과가 있지만, 반드시 의사의 지시가 있어야 한다.

기본 도구

· 양파 1개
· 여과지 또는 목욕용 수건 및 손수건
· 국수방망이
· 울로 된 모자나 헤어밴드

· 보온주머니나 버찌씨를 넣은 주머니

치료법

껍질을 벗겨 반으로 자른 양파를 접어놓은 손수건이나 여과지 혹은 목욕용 수건에 넣어, 양파즙이 나올 때까지 국수방망이로 눌러 으깬다. 이렇게 해서 만들어진 양파 팩을 울로 된 모자나 헤어밴드로 고정시킨다. 면으로 된 것밖에 없을 경우에는 열 효과를 높이기 위해 가공하지 않은 원모(原毛)를 압박붕대와 모자 사이에 넣거나 따뜻한 버찌씨를 넣은 주머니를 올려놓는다.

뜨거운롤

뜨거운 열을 이용해 부위에 따라 국소적으로 실시할 수 있는 요법으로, 자가 치료에 매우 적당하다.

효능 및 효과

수면장애, 신경과민, 소화불량, 장운동 부진, 만성 류머티즘, 방광 산통 등에 효과적이다.

기본 도구

· 손수건 5장(테리 천)
· 뜨거운 끓는 물 1l

치료법

손수건 5장 가운데 4장을 세로로 접는다. 수건 한 장을 먼저 방사상으로 둥글게 롤처럼 말아 깔때기 모양을 만든다. 그 위에 두번째 수건도 똑같이 만다. 세로로 접은 세번째와 네번째 수건은 깊이가 이보다 좀더 얕은 깔때기 모양이 되도록 해서 그 위로 감는다. 그 다음 끓는 물을 이 깔때기 모양의 수건 안에 붓는다. 수건을 말 때 세게 말아 수건 밖으로 물이 흐르지 않고 모두 흡수되도록 한다. 다섯번째 수건으로는 뜨거운 롤을 감는다.

소화불량에 시달릴 경우에는 뜨거운 롤을 피부가 붉게 변할 때까지 오른쪽 하복부부터 간장부위를 지나 상복부로 갔다가 다시 왼쪽 하복부로 계속 움직이도록 한다. 롤이 식기 시작하면 손수건을 겉부터 하나씩 차례로 풀어서 사용한다. 이렇게 해서 처음 시작할 때의 온도가 마지막까지 유지되도록 한다.

어린이에 대한 감기요법

감기요법이 매우 효과가 좋긴 하지만 이를 모든 어린이들이 좋아하는 것은 아니다. 따라서 인형에 감기 놀이를 하는 등의 방법을 통해 어린이들이 이 요법에 대해 신뢰감을 가지도록 만들어야 한다. 어떤 어린이들은 감자 으깨기나 양파 부수기 등에 관심을 보이기도 한다. 만약 이 요법에 대해 정확한 설명이 필요하다면, 어린이들이 구체적으로 상상할 수 있도록 가능한 한 상세하게 표현하도록 하라. 특정한 향기(백리향, 라벤더)로 어린이들의 관심을 끈 다음, 병든 사람이 이 요법을 통해 낫는 이야기를 지어내도 좋다.

축축한 온습포를 이용할 경우에는 어린이 하박 안쪽 피부에 약 1분 정도 적응력 실험을 하는 것을 잊지 않도록 한다.

찜질

병을 간호하는 데 걸쭉하게 갠 압박붕대를 사용하는 것은 이미 오래전부터 전해져 오는 방법이다. 찜질은 들어가는 성분에 따라 온찜질이나 냉찜질로 실시하는데, 독소를 배출하고 표피의 농양이 빨리 화농되도록 한다.

의료용 점토를 개어 사용하면 열을 앗아가는 효과가 있다. 특히 물과 식초를 반반씩 섞어 사용하면 그 효과가 극대화된다. 의료용 점토가 없을 경우에는 식초에 갠 응유(凝乳)를 대신 사용한다. 점토를 식용 오일로 갤 경우에는 반대로 열을 보존하는 효과가 있다. 아마씨를 개어 사용해도 열이 외부로 방출된다.

효능 및 효과

· 시원하게 갠 점토 : 탈구, 타박상(멍), 벌레에 물리거나 쏘였을 때, 인후통, 인대조직 염증, 유선염 또는 점액낭염, 표피 농양, 피부불결, 여드름, 생인손에 좋다.

· 따뜻하게 갠 점토 : 축농증, 유행성 이하선염, 경화성 흉터를 완화시킨다.

· 따뜻하게 갠 아마씨 : 기침, 기관지염, 코감기, 표피 농양에 효과적이다.

기본 도구

· 작은 겉수건이나 울 소재의 숄 1장, 손수건 1장
· 의료용 점토나 아마씨

치료법

의료용 점토에 물을 넣어 되게 갠다. 점토가 없을 경우에는 아마씨를 개어서 사용해도 좋다. 직사각형으로 접은 손수건의 3분의 1

선까지 1~1.5cm 두께로 반죽을 바른다. 남아 있는 손수건을 그 위에 덮어 팩을 만든다. 그런 다음 국소 압박붕대 요법을 실시한다.

건조 팩

가정에서도 실시하기 좋은 유일한 전신 찜질이 바로 건조 팩이다. 이 요법은 발열을 자극하기 때문에 발한요법으로도 널리 사용된다.

효능 및 효과

심부전 혹은 순환 장애에 효과적이다.

기본 도구

· 이제 막 끓여낸 보리수꽃차 한 잔, 경우에 따라 레몬즙 1~2티스푼도 필요
· 울 담요 1장
· 목욕수건 2장 및 테리 천 소재의 손수건 1장
· 보온주머니 2~3개
· 깨끗한 침구류

치료법

보리수꽃차 한 잔을 마신다. 경우에 따라 신선한 레몬즙을 조금 첨가해도 좋다. 얼굴 부위는 제외하고 손수건으로 머리부터 귀 윗부분까지 감싼다. 그런 다음 따뜻한 보온주머니 여러 개를 이용해 따뜻하게 데워놓은 침대로 들어간다. 이때 침대 시트 위에 목욕 수건을 깔아 땀으로 더러워지는 것을 막는다. 침대에 누운 다음 두번째 목욕 수건으로 몸을 덮고, 얼굴만 밖으로 내고 이불을 덮는다. 그리

고 다시 그 위에 울 담요를 덮는다. 사우나를 해본 사람이라면 땀을 내는 것이 얼마나 힘든지 아마 잘 알 것이다.

땀방울이 맺히는 순간부터 시간을 재기 시작한다. 땀을 흘리는 시간이 적어도 1시간에서 1시간 30분이 되어야 한다.

그런 다음 체온과 같은 따뜻한 물로 짧게 샤워를 해서 땀을 씻어내고, 깨끗한 침대에 누워 최소 30분 동안 휴식을 취한다. 바로 밤잠을 자는 것이 가장 좋다. 그러면 다음날 '다시 태어난' 기분을 느낄 수 있을 것이다.

4 약초 및 기타 첨가물

앞에서도 살펴봤듯이, 부엌이나 찬장 속에 있는 다양한 첨가물을 이용하면 원하는 자극 효과를 한층 높일 수도 있다. 겨자가루를 이용하면 혈액순환을 촉진할 수 있고, 감자의 경우에는 열을 보존하는 효과가 있다. 또 달인 차는 병이 있는 장기에 대해 강장 효과를 보인다. 이런 첨가물들은 요즘처럼 바쁜 시대에 우리가 원하는 효과를 극대화하도록 도와준다. 특히 목욕, 약초나 약초를 우려낸 물을 이용한 팩 감기는 피부를 통해 성분이 혈액으로 직접 들어가 병과 싸우도록 하는 데 가장 효과적이다.

인간에게는 자극을 전달하는 촉각 외에도 정도의 차이는 있지만 냄새를 인식할 수 있는 후각 기능이 있다. 우리 몸과 정신은 후각을 통해 놀라울 정도로 차분해지기도 하고 흥분하기도 한다. 따라서 에테르 오일의 향기는 물요법을 보완할 수 있다. 이때 코는 교감신경을 제어하는 부교감신경에 특히 많은 영향을 준다.

이렇게 향기를 이용한 치료법을 쉽게 이용할 수 있도록, 널리 사용되고 있는 효과적인 약초들과 약초를 달여낸 즙, 음료, 에테르 오일을 간단하게 설명하겠다. 물론 여기에 나온 것들 외에도 훨씬 더 많은 약초가 있다. 따라서 여러분이 익히 알고 있는 식물을 항상 눈여겨보고, 그것을 적극 이용하도록 하라.

차, 음료, 에테르 오일로 사용되는 약용 식물

아르니카 *Arnica montana L.*

아르니카는 혈관계와 신경계(뿌리의 규산)에 영향을 준다. 빻고 으깨고 짓이기면 아르니카즙이 나온다. 이렇게 직접 만든 음료 250ml를 목욕할 때 욕조에 넣으면 효과가 증대된다. 이런 사치를 누릴 형편이 되지 않는다면, 이 음료로 습포를 만들어 국소 팩을 실시할 수도 있다. 이때에는 식초 1티스푼에 물 250ml를 첨가한다.

약용 좁쌀풀 *Euphrasia officinalis L.*

피곤하거나 눈이 뻑뻑할 때, 결막염이나 다래끼에 약용 좁쌀풀을 이용해 눈 세척을 하루 한두 번 해주면 효과가 있다. 물 한 잔에 좁쌀풀 1티스푼을 넣어 사용한다.

쥐오줌풀 *Valeriana officinalis L.*

1년 된 쥐오줌풀 뿌리를 달인 차는 중추신경계 약화, 신경성 수면 장애, 부인병, 위와 장의 경련을 비롯해 흥분 상태에 있거나 신경과민이 있을 때 좋다. 뿌리 1~2티스푼에 물 한 잔을 넣고 끓인다. 이 약초성분이 들어 있는 목욕 오일이나 추출물도 있다.

쐐기풀 *Urtica dioica L.*

이 식물은 산악지대 등 세계 어느 곳에서도 쉽게 찾아볼 수 있다. 쐐기풀은 몸속의 독소와 노폐물을 배출시킨다. 쐐기풀 잎사귀를 달인 차는 요소(尿素)와 요산(尿酸) 배출을 증대시켜 류머티즘과 통풍, 피부병에 효과적이다.

떡갈나무 *Quercus robur L.*

떡갈나무 껍질은 수축 효과가 있다. 독일가문비나무 껍질과 함께 목욕용 추출물로 사용하면 관절 류머티즘이나 근육 류머티즘, 좌골 신경통에 좋다.

유칼리 *Eucalyptus globulus*

호주가 원산지인 유칼리나무 잎으로 만든 유칼리 오일은 근육은 따뜻하게 하고 피부는 차게 한다. 호흡기 통증을 완화시키는 것 외에도, 부기를 가라앉히고 통증을 진정시키며 소염 작용을 한다.

회향 *Foeniculum vulgare*

노란 꽃이 피는 회향의 씨(경우에 따라 가볍게 찧어서 사용)를 달인 차는 소화불량이나 장 운동부진에 좋으며, 기침을 가라앉히는 효과가 있다. 물 한 잔에 씨 1티스푼을 넣으면 충분하다.

독일가문비 *Picea abies L.*

목욕할 때 이 에테르 오일을 넣어 사용하면 신진대사가 활발해지고, 증기욕을 실시하면 가래가 해소된다. 따라서 기관지 감염이나 신경성 몸살, 갱년기 증상에 적절하다.

엘더 *Sambucus nigra L.*

엘더꽃차는 발한과 배뇨를 촉진하고, 인체의 면역력을 강화하며, 열을 내리는 효과가 있다.

홉 *Humulus lupulus L.*

홉의 쓴맛이 나는 성분과 꽃을 함께 달인 차로 마시거나 꽃으로 음료를 만들어 이용하면 신경이 안정되면서 졸리기 시작한다. 홉은 빈맥(頻脈)을 진정시키는 효과 외에, 식욕 부진이나 갱년기 증상에도 좋다.

물레나물 *Hypericum perforatum*

물레나물은 장기를 활성화시키고 면역력을 강화시키며, 의욕 저하나 우울증에도 효과가 있다. 음료나 차는 신경계를 강하게 한다. 자줏빛 오일은 담즙 분비를 촉진하며, 관절점막 건조증을 치료하는 데 외용으로 사용된다.

캐머마일 저먼 *Matricaria recutita*

목욕용 첨가물로 사용할 때는 피부 관리에 도움이 된다. 소양증이 있을 경우에는 캐머마일 저먼 100g에 물 2*l*를 넣고 최소한 10분 정도 끓여서 깨끗하게 거른 다음 그 물로 전신욕을 실시한다. 여드름과 같은 피부 불결에는 증기요법을, 점막 감염에는 흡입욕을 실시하고, 잘 낫지 않는 상처에는 목욕 첨가물로 이용하며, 농양을 없애려면 압박붕대 용법을 실시한다. 캐머마일 저먼은 기본적으로 소독 효과가 있다.

캐머마일 로먼 *Chamaemelum nobile*

캐머마일 로먼 오일은 진정 효과가 있다. 이 식물은 근육통이나 열상을 완화시키고, 산통과 풍기를 제거해준다. 살균 효과가 있어, 여드름, 습진, 건선과 같은 피부 트러블에도 좋다.

캐러웨이 *Carum carvi L.*

캐러웨이의 씨는 식욕을 돋우고 소화를 촉진하며, 풍기를 없애는 특성으로 유명하다. 말린 씨를 달인 차로 마시거나 신선한 씨를 음료로 만들어서 혹은 오일로 만들어서 사용해도 좋다.

낙엽송 *Larix decidua*

낙엽송 음료를 만드는 것은 매우 간단하다. 1장에 나온 '음료 만들기' 대로 하면 된다. 송진의 향은 눈과 얼굴에 생기를 불어넣으며, 기억력 증진에도 좋다. 깨끗한 태양빛을 충분히 흡수하고 있는 산악지대의 낙엽송은 어두운 심장에 생명의 빛을 불어넣는다.

라벤더 *Lavandula officinalis*

프랑스 남부의 프로방스를 가본 적이 있거나 라벤더꽃이 만발한 밭을 본 적이 있는 사람이라면 이 영혼의 꽃이 내뿜는 천국의 빛을 느꼈을 것이다. 라벤더꽃으로 만든 음료에 적신 수건을 이마와 눈 위에 대고 있으면 긴장이 풀리면서 차분해지고, 두통이 사라지며 혈압이 내려간다.

라벤더 오일은 살균 및 진정 효과가 있다. 신경성 불면증에 시달리는 사람은 라벤더 오일을 목욕물에 첨가하면 좋다. 극도의 흥분 상태에도 효과가 있으며, 감기나 기관지염, 인후염이 있는 사람은 흡입욕이 효과적이다.

보리수 *Tilia platyphyllos Scop.*

보리수꽃은 장기의 열을 자극해 발한을 촉진하기 때문에 노폐물과 독소 배출에 탁월하다. 건조 팩 요법으로 이용하려면 먼저 엄지, 집게, 장지 끝으로 꽃을 한 줌 쥐고, 3~5분간 끓이도록 한다.

야생 당아욱 *Malva sylvestris L.*

꽃 15줌이나 잎사귀 20줌, 또는 갈아놓은 뿌리 30줌에 물 1*l*를 넣고 5분 정도 끓여 차를 만든다. 그 차를 매일 서너 잔 마시면 기침, 기관지염, 기타 염증에 효과가 있다.

외용으로 이용하려면 꽃과 잎, 뿌리가 섞인 당아욱 한 주먹에 물 1*l*를 넣고 10분 정도 끓여 진하게 달여 즙을 만든다. 당아욱 압박붕대는 여드름과 두드러기에 특히 좋으며, 세척요법은 후두염과 질염에 효과적이다.

멜리사 *Melissa officinalis L.*

건조시킨 멜리사 잎(물론 신선한 잎으로도 만들 수 있다)을 달인 차와 음료는 심장의 통증을 수반한 풍기, 신경과민에 효과가 있다. 또 이 차와 음료로 인한 자극이 지나가면 편안하게 잠들 수 있다. 입술에 포진이 생기는 구순포진의 경우에는 에테르 오일 몇 방울로 문지르는 것도 좋다.

페퍼민트 *Mentha piperita L.*

건조시킨 혹은 신선한 잎을 이용한 페퍼민트차는 담낭의 분비를 자극하고, 멀미나 구토, 하반신 및 소화기관의 경련을 완화시킨다. 위산과다나 위장 장애에도 좋다. 신선한 페퍼민트 잎으로 만든 음료는 피부소양증을 진정시키며, 신경통과 두통에도 효과가 있다. 구강 세척용으로 이용해도 좋다.

페퍼민트로 만든 에테르 오일은 특히 멀미 예방에 탁월한 효과를 보인다. 여행 출발 며칠 전에 소주 한 잔 정도의 물에 오일 한 방울을 타서 하루 세 번씩 식전에 오일을 마신다. 여행하는 동안 1시간마다 오일 한 방울을 마시면 순환활동이 활발해진다.

금잔화 *Calendula officinalis L.*

금잔화로 만든 차와 음료는 선분비(腺分泌) 이상에 효과가 있고, 담낭 분비를 촉진시키며, 위궤양이나 대장염에도 이용된다. 물 한 잔에 금잔화 음료 1스푼을 넣어 압박붕대로 이용할 수도 있다.

장미 *Rosa centifolia*

항우울증이나 항알레르기 효과는 물론 살균 효과도 뛰어나다.

로즈메리 *Rosmarinus officianlis*

퇴화, 경련 및 감기 증세에 로즈메리를 이용하면 좋다. 로즈메리는 장기의 경화현상을 제거해준다. 로즈메리로 만든 에테르 오일은 중추신경계를 자극하고, 말초신경계의 혈액순환을 촉진한다. 뿐만 아니라 근육이 지나치게 늘어난 데에도 효과가 있으며 위, 비장, 췌장 같은 기관을 강화한다.

야로*Achillea millefolium L.*

야로는 축축한 온습포를 이용한 경련 완화 효과를 한층 강화시켜준다. 외용에 사용되는 야로차는 야로 2티스푼에 끓는 물 0.5*l*를 넣고 5분 정도 달여서 만든다.

샐비어*Salvia officinalis L.*

'약초의 어머니'로 불리는 샐비어는 소염 효과가 있으며, 과도한 발한 증세를 완화시킨다. 샐비어 잎을 달여 만든 차는 열이나 유행성 감기, 요로계 질병, 수면중의 지나친 발한, 위나 장의 통증에 좋으며, 생리통이나 갱년기 증세를 완화시킨다. 신선한 잎을 이용해 만든 음료는 목, 편도선, 잇몸 염증에 양칫물로 이용하면 좋다.

티트리|*Melaleuca alternifolia*

호주 남동부가 원산지인 티트리 오일로 증기욕을 실시하면 살균 효과가 있다. 특히 여드름이나 건선 같은 각종 피부염이나 점막염, 피부나 구강, 목의 곰팡이 번식, 습진, 부패성 구강염, 균류에 의한 손톱이나 발톱의 발병 등에 탁월한 효과가 있다.

백리향*Thymus serphyllum*

인체 장기의 저장 기관을 건조시키고 연소시키는 역할을 하는 백리향은 목의 염증과 인후염, 편도선염 및 기관지염을 완화시킨다. 항박테리아 효과도 있다.

노간주나무*Juniperus communis*

노간주나무는 정신과 육체를 맑게 하는 것으로 유명하다. 류머티즘과 근육통에 효과가 있으며, 진정 작용도 있다.

버드나무 *Salix*

약 30종류가 되는 버드나무 껍질을 끓인 즙은 비듬 치료제로 사용된다. 발에 땀이 많이 나는 사람은 정기적으로 족욕을 실시하면 버드나무 껍질에서 나오는 살리실 산(酸) 덕분에 효과를 본다. 버드나무 껍질 한 주먹을 차가운 물 1*l*에 넣고, 적어도 20분 동안 끓인다. 그런 다음 깨끗하게 여과해 사용한다.

서양산사나무 *Crataegus oxyacantha L.*

서양산사나무는 신선한 즙을 내서 이용하거나 차로 만들어 마시면 효과가 극대화된다. 서양산사나무의 꽃과 잎사귀, 아르니카꽃, 멜리사꽃을 반씩 섞어 차로 끓이면 만성 심장기능 부진에 좋다. 이렇게 섞은 재료 1티스푼에 끓는 물 한 잔을 넣고 5분 동안 우려낸 다음 깨끗하게 걸러낸 차를 하루 세 번 식후 30분마다 마시도록 한다.

속새 *Equisetum arvense*

떡갈나무 껍질처럼 수축 효과가 있다. 전신욕 추출물은 직접 만들 수도 있다. 먼저 속새 1.5kg에 차가운 물을 붓고 약 3시간 동안 우려낸 다음, 20분 동안 끓여서 걸러낸다. 차로 만들 때에도 똑같이 속새를 찬물에 담가 두었다가 20분 동안 끓여서 규산이 용해되도록 한다.

속새에는 석영의 주성분인 규산이 80퍼센트나 들어 있어서 식물 '석영' 으로 불리기도 한다. 속새는 주로 신장과 방광(분비 촉진, 수분 조절)에 좋으며, 피부(염증, 균류 감염)에도 영향을 준다.

생활 속에서 쉽게 구할 수 있는 보조 도구

알코올

알코올은 냉각 특성이 있기 때문에 외용으로 사용한다. 특히 말초 신경계의 혈액순환 장애에 이용하면 좋다.

식초(과일식초 또는 사과식초)

초산은 개미산과 흡사하게 빛으로부터 피부를 보호하는 효과가 있다. 햇볕에 화상을 입지 않도록 미리 보호하기 위해서는 개인의 피부 민감도에 맞춰 식초를 적당하게 희석시켜 몸에 문지른다.

오늘날 많은 사람들이 '만능 강장제'로서 아침에 (에너지가 들어 있는) 수돗물 한 잔에 사과식초 1스푼과 자연산 꿀을 약간 넣어 마시기도 한다.

감자

대부분 가정에 항상 준비되어 있는 감자는 껍질째 삶아 이용하면 탁월한 보온 효과를 볼 수 있다. 따라서 열을 이용한 치료에 좋다.

양배추

양배추는 의학적 관점에서 노폐물 배설 및 해독 효과가 매우 탁월하다. 신선한 양배추에서 가운데 줄기를 빼고 잎을 씻은 다음, 즙이 나오면서 향이 진하게 날 때까지 계속 으깬다. 양배추를 이용해 감기요법을 실시할 때에는 양배추 잎이 심하게 변색되지 않도록 반드시 중간수건을 이용하도록 한다.

이 양배추 팩은 보통 12시간까지 효과가 있기 때문에, 잠자면서 실시하는 것이 가장 좋다. 양배추 잎으로 팩을 실시할 때에는 치료하려는 신체 부위를 약간 따뜻한 물로 씻는 것이 좋다.

아마씨

뜨겁게 한 아마씨는 거칠게 빻았든, 곱게 갈았든 아니면 전혀 손대지 않았든 상관없이 모두 열을 보존하는 효과가 있다.

팩을 하기 위해 아마씨를 갤 때에는 물과 아마씨 비율을 2 대 1로 한다. 끓이면서 계속 저어서 펴 바를 수 있을 정도로 묽게 만든다. 아마씨 300g이면 압박붕대 8개 정도를 만들 수 있다.

고추냉이(서양고추냉이)

서양고추냉이 뿌리는 피부의 혈액순환을 촉진해 체온을 높이는 효과가 있다. 단, 치료 시간을 너무 길게 했을 때에는 화상을 입을 수도 있으니 주의해야 한다. 고추냉이를 이용한 목덜미 압박붕대 요법은 축농증과 두통에 효과적이다.

고추냉이를 피부에 직접 발라서는 안 된다. 얇은 수건 위에 손가락 두께로 고추냉이 뿌리를 펴 바르고 남은 수건을 그 위에 접어서 평평하고 기다란 팩을 만들어 이용하도록 한다.

응유

응유는 열기와 냉기를 모두 잘 수용하는 특성이 있기 때문에 유도물질로 적합하다. 고추냉이의 경우와 마찬가지로 손가락 두께로 팩을 만들어 이용한다.

천연 소금

신진대사를 자극하기 위해 어린이의 경우에는 1퍼센트(물 100*l*에 소금 1kg 첨가), 성인의 경우에는 4~5퍼센트(물 150*l*에 소금 약 7kg 첨가) 소금욕을 실시한다. 소금욕에는 많은 에너지가 소비되므로, 처음에는 목욕 시간이 5분을 넘지 않도록 한다. 그런 다음 적어도 1시간은 충분한 휴식을 취해야 한다.

생리 식염수

우리 인체의 수분 1*l*당 소금이 9g 함유되어 있다. 가정에서 생리 식염수를 직접 만들려면, 먼저 물 1*l*에 소금 1티스푼을 넣고 차게 놔둔 다음, 용액을 병에 채운다. 이렇게 만든 용액은 최고 이틀까지만 사용하며, 큰 어린이나 성인에게만 허용한다. 유아나 어린아이는 약국에서 구할 수 있는 일반 의약품만을 처방한다.

가령 점막이 부어서 중이와 인두를 연결하는 유스타키오관이 막히게 되면 중이에 있는 감염 액체가 외부로 배출되지 않아 귀에 통증이 생기게 된다. 이런 경우 환자의 머리를 뒤로 젖히고 스포이트로 생리 식염수 4~6방울을 코에 떨어뜨리면 된다. 통증이 있는 귀에 직접 넣지 않는다는 것에 주의한다. 이렇게 코에 생리 식염수를 떨어뜨림으로써 체내 압력이 조절되고, 감염 액체가 인후까지 배출됨으로써 귀의 통증이 멎는다.

겨자

겨자를 이용한 족욕, 전신욕, 팩 요법은 매우 강력한 효과가 있다. 전신욕을 하거나 팩을 할 때에는 방금 빻은 겨자나 겨자씨 가루 약 200g을 이용한다. 여기에 따뜻한 물을 넣고 저어서 반죽이 부풀도록 한 다음, 이 반죽을 물이 통과할 수 있는 주머니에 넣고 욕조물 속에서 여러 번 흔든다. 국소 팩이나 갠 반죽을 이용한 감기(찜질) 요법으로 이용하려고 할 경우에는 빻아놓은 가루에 물을 좀더 많이 부어 죽같이 걸쭉한 반죽으로 만들고, 여기에 가슴 감기나 종아리 감기에서 설명한 것처럼 수건을 넣는다. 이때 피부에 작은 수포가 생겼다가 다시 사라지는 것은 지극히 정상적인 것이다.

겨자 오일을 이용하는 방법도 매우 효과적이다. 이 경우에는 뜨거운 물 1*l*당 세 방울만 떨어뜨리면 충분하다. 겨자 에틸알코올을 이용하는 것도 좋은데, 이때에는 뜨거운 물 1*l*당 250ml를 섞는다.

레몬

레몬은 수축 효과가 있으며, 부기를 가라앉히는 작용을 한다.

양파

매운 냄새가 나는 양파 에테르 오일과 산은 통증을 진정시킨다. 양파가 신진대사 활동을 자극하는 이유는 황 함량이 높기 때문이다. 양파를 얇게 썬 조각을 목덜미에 올려놓으면 귀의 염증, 치통, 두통 에 효과적이다. 또한 양파는 목의 염증, 기침, 벌레에 쏘였을 때 사용하면 빠른 효과를 보인다. 이때 피부의 반응을 계속 주시하도록 한다. 어린이의 경우에는 밤에 자는 동안 피부에 직접 양파를 얹어 서는 안 된다.

유용한 다른 보조 도구

해초

해초에는 정화, 재생, 미네랄 생성 능력이 있다. 또 해초에는 미네랄과 비타민, 단백질, 아미노산, 식물성 호르몬 등이 풍부하게 포함되어 있다. 심지어 수분 함량이 10퍼센트밖에 안 되는 말린 해초에도 비타민 11종, 아미노산 19종, 그 외의 미량요소 약 30여 종이 들어 있다.

해초는 바다의 원초적인 힘을 그대로 보유하고 있다. 중국의 전설적인 황제 선능 시대에 이미 동남아시아에서는 갑상선 질병에 해초를 이용했다고 한다. 고대 그리스의 3대 비극시인의 하나인 에우리피데스는 "바다는 우리 몸의 모든 질병을 씻어낸다."라고 했다.

의료용 점토

규산염, 칼슘, 마그네슘, 철, 티타늄, 지르콘 같은 다양한 미네랄로 이루어진 점토는 외용할 경우 몸에서 열이나 수분을 앗아간다. 치료용으로 사용되는 땅속 깊숙한 곳의 점토는 내복할 경우 독, 효소, 박테리아, 지방 같은 물질을 흡수한다.

건초의 풀씨

목욕물에 넣어도 좋고, 감거나 팩으로 이용해도 좋다. 신진대사를 자극하고 해독작용을 하는 장점이 있다. 달여서 즙을 만들려고 할 경우에는 신선한 건초 1kg에 물을 넣고 차게 한 다음 20분 정도 끓여서 걸러내면 된다. 그런 다음 따뜻한 전신욕을 실시할 때에 사용한다.

버찌씨 주머니

혼자서도 쉽게 만들 수 있다. 버찌가 나는 기간 동안에 씨를 모은다. 이 씨를 소금물에 넣고 끓인 다음, 브러시를 이용해 씨 주위에 붙어 있는 과육을 깨끗하게 제거한다. 여러모로 다양하게 이용할 수 있도록 주머니 크기는 가로 세로 길이가 20cm가 되도록 만들고, 그 속에 말린 버찌씨를 넣는다. 그런 다음 건조시켜서 국소 사용하면 좋다.

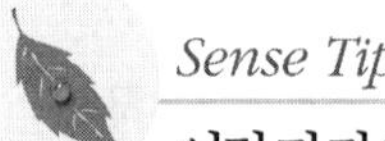

여러 가지 약초의 효능

계피 *Cinnamon*

계피는 따뜻하고 기운을 돋우는 성질을 가지고 있으며, 혈액 순환과 추위로부터 빠른 회복이 필요한 경우 사용된다. 차가운 계피 오일은 벌레 물린 데 효과가 있고, 또 자연적인 벌레 퇴치 효과도 있다. 일부 소수의 사람들은 계피에 알레르기가 있으므로 가급적 처음 사용시에는 피부 테스트를 하고, 원액 자체로는 자극이 강하므로 알레르기가 없어도 피부에 사용할 때는 주의해야 한다.

자몽 *Grapefruit*

우울증이나 스트레스를 해소하고, 부종을 제거하며 비만과 체액의 정체 현상을 치유하는 데 효과적이다. 또한 담즙 분비를 촉진시키고 지방을 소화시키는 데 효과가 있어 비만증 환자에게 적극 활용할 수 있다. 자몽향이 은은하게 퍼지는 욕조에 몸을 담그고 있으면 기분이 상쾌해지고 에너지가 발생되어 기운을 상승시킨다.

라임 *Lime*

라임은 기억력이나 정신 집중에 도움을 준다. 피로에 지쳤을 때 생기를 회복하려면 따뜻한 물에 몇 방울의 라임 오일을 섞고 10~20분 간 욕조에 들어가 있으면 피부 세포가 신선한 자극을 받아 생생해지는 것을 느낄 수 있다.

마조람 *Marjoram*

진정 효과가 뛰어나 성욕 감퇴제 역할을 하는 것 외에도 안정제, 진통제, 혈압 강화제, 동맥 혈관 확장제 등으로 사용된다. 또 기침, 독감, 후두염, 불면증, 신경성 긴장, 신경 쇠약 등에 효과가 있어 운동 후 류머티즘 완화 등의 목적으로 사용된다.

타박상이나 화상 염증, 박테리아 염증을 치료하는 데 효과적이다. 정서적으로 히스테리가 심하고 과민 반응증 환자일 경우, 스트레스가 누적되고 우울한 기분이 들 때, 마음의 상처가 너무 커 감정 조절이 잘되지 않을 때, 지나친 활동력으로 여유가 없는 사람에게 효과적이다.

바닐라 *Vanilla*

바닐라 향은 안정적이고 긴장을 풀어주며, 성격이 소심하여 스트레스가 많이 쌓이고 조급증이 있는 경우 그 정도를 조절하는 효과가 있다. 분노나 긴장을 완화시킴으로써 의사 소통을 원활하게 해주는 작용을 하기도 한다. 마음의 평화를 원할 때 몇 방울의 바닐라 오일을 욕조에 넣어 사용하면 부정적인 감정이 점차 안정적으로 변한다.

사이프러스 *Cypress*

저혈압, 혈액 순환, 정맥류, 치질에 효능을 발휘한다. 단, 고혈압 환자에게는 사용하지 않는 것이 좋다. 생리 주기를 규칙적으로 해주는 작용을 하므로 임신 중에는 사용하지 않는다. 정맥류에 대한 효과가 탁월하지만 마사지에는 너무 강하기 때문에 충분히 희석시켜서 사용한다. 야뇨증, 백일해, 천식 등에도 사용되므로 어린이에게 사용해도 좋다.

샌들우드 *Sandalwood*

폐와 비뇨기관에 방부 효과가 있고, 나무 냄새가 풍부하게 나며 기분을 상쾌하게 만드는 향이다. 감정을 진정시키고 이완시켜 불안과 긴장 해소, 우울증 치료에 효과적이다. 피부에 적용할 경우 피부 균형을 유지하고 항염증 작용을 하는 것 외에 건성 피부, 노화 방지, 주름살을 부드럽게 펴주는 효과가 있다.

생강 *Ginger*

위통이나 가스 제거, 진통, 해열 작용, 감기, 콧물, 편도선염, 피로 회복 등 충분히 땀을 흘리게 함으로써 질환을 치료한다. 그 밖에도 괴혈병 치료제로 사용되며, 근육 강화 효과 등이 탁월하다.

오렌지 *Orange*

달콤하고 따뜻한 향으로 피부 재생 효과가 있어 피부 관리에 필수적으로 사용되는 향유다. 미용 효과 외에도 식욕 증진, 장기능 강화, 기미 완화, 우울증, 히스테리, 신경 긴장 완화 등에 효과가 있다.

유향 *Frankincense*

유황은 다양한 피부 질환 치료제 역할을 했고, 항균 작용 역할도 뛰어나다. 구체적으로는 유방염, 자궁 질환, 임신, 출산과 같은 부인과 질환 외에 마음을 진정시키고 위로하는 효과, 위산의 효과적인 분비, 과거와 연결된 심리 불안이나 강박관념에서 벗어나는 효과 등이 있다. 기관지와 호흡기 질환에도 효과가 있어 후두염을 진정시키는 작용을 할 뿐 아니라, 자궁 강장제 등으로 쓰이기도 한다. 그 밖에 창상, 종기, 궤양, 염증 등 피부에 대한 다양한 적응증을 자랑하기도 한다.

일랑일랑 *Ylang Ylang*

기분이 우울할 때 몸과 마음의 조화를 되찾을 수 있게 하고, 정상적인 혈압을 유지하는 데 도움을 준다. 오랜 기간의 여행을 마친 후 몇 방울의 일랑일랑과 라벤더 오일을 물에 타서 목욕을 하면 이내 피로가 사라지고 편안한 숙면을 취할 수 있게 된다.

제라늄 *Geranium*

스트레스를 줄여주고 심신을 안정시켜 원기를 북돋워 준다. 우울증이나 불안감을 해소시키고 신경의 긴장이나 두려움을 없애는 작용을 하는 제라늄은 육체적, 정신적인 면에서 효과가 크다. 항균 작용이 있고 피부 부조화로 나타나는 여러 증상에 사용되며, 특히 감기 등의 회복기에 사용하면 효과적이다. 욕탕에 첨가된 몇 방울의 오일은 피로 회복에 효과가 있으며, 무기력감을 느끼거나 몸이 불편할 때는 차가운 오일을 이마나 목에 바른다.

히솝 *Hyssop*

히솝은 폐기능 강화와 호흡기 질환 치료에 탁월한 효과를 발휘한다. 아로마 에센셜 오일과 마찬가지로 허브 차는 위와 장을 튼튼하게 해주고 히스테리, 류머티즘 치료제로 쓰이며 구풍, 거담 작용이 있어 기관지염, 감기 등 호흡기 계통의 질환에도 효과가 있다. 심신의 강장제로 쓰이고 있는 히솝의 쌉쌀한 향미는 소화 흡수를 촉진시켜 주기도 한다.

이 책에서 언급하는 약초 및 도구들은 전국의 허브 농장이나 약재상, 아로마테라피 샵 등에서 구입할 수 있다. 특히 오일은 가능한 한 믿을 만한 곳에서 구입하도록 하고, 가격이 너무 싸거나 취급 업체의 신뢰성이 떨어지면 가급적 구입하지 않는 것이 바람직하다.

자료 제공 : 〈오홍근 박사의 향기요법〉

5 물을 먹고 마시는 방법

과일과 야채

흔히 알칼리성 물질을 섭취할수록 건강해진다는 말을 한다. 이 '염기'라는 것은 '산'과 떼어서 생각할 수 없는 말이다. 유기체가 산성화될수록, 다시 말해 생명에 중요한 체액의 pH 수치가 산성 쪽으로 움직일수록 우리 몸에서는 그에 대한 특정한 증상이 나타난다. 피곤, 용기와 의욕상실, 겁먹음, 각종 염증 등이 바로 그것이다.

pH 값은 용액 안의 수소이온 농도를 나타내는 것이다. 섭씨 24도의 순수한 물 1ℓ에는 수소이온 10^{-7}g이 들어 있다. 이때 -7이 바로 pH 수치가 되는 것이다. 이 숫자가 작을수록 수소이온의 농도는 높아지고 용액은 산성에 가깝게 된다. 반대로 숫자가 커질수록 수소이온의 농도는 낮아지고 용액은 알칼리성을 띠게 된다.

이른바 생리학적 pH 수치는 우리가 무엇을 먹고, 어떻게 행동하며, 무엇을 느끼는가에 따라 달라진다. 혈액의 pH 수치는 보통 7.36~7.42 정도이다.

유감스럽게도 현대인은 대개 산성화되어 있다. 다시 말해 혈액과 다른 체액의 평균 pH 수치가 낮아, 유기체에 항상 빨간 불이 들어와 있다는 얘기다. 이에 따라 인체도 생명을 위협하는 상황에 대응하면서 거의 쉬지 않고 비상 체제에 돌입하게 된다. 이 같은 인체의 방어 활동으로는 호흡을 통한 이산화탄소 배출 증가, 이(충치)와 뼈(골다공증)의 칼슘 소비, 관절에 요산 결정 저장(통풍), 신장을 통한 요(尿) 배출 물질 증가 등이 있다. 이런 활동에는 많은 에너지와 물질이 소모되며, 그 결과 무기력감과 골질 감소를 초래하게 된다. 그래서 특히 갱년기(폐경기) 여성들의 경우에는 인체의 pH 균형이 잘 유지되도록 영양 공급에 신경 써야 한다.

인체의 pH 수치에 따라 영양분과 식품을 섭취할 때에는 맛보다는 신진대사 산물에 더 각별한 주의를 기울여야 한다. 가령 레몬처럼 신 과일은 염기가 많으며, 단맛이 나는 곡물은 산을 과도하게 형성한다.

따라서 과일, 야채, 샐러드 등 염기 함량이 높은 계절 식품과 그 생산지를 기록해두는 것이 좋다. 이런 염기 식품은 수분 함량도 높다. 수분은 우리의 건강에 매우 중요한 역할을 담당하고 있기 때문에, 앞으로는 과일, 야채, 샐러드처럼 수분 함량이 높은 염기 식품을 주로 섭취하도록 한다.

알칼리성 식품을 많이 섭취할수록 질병과는 멀어진다. 알칼리성 식품에 많은 적혈구는 세포에 충분한 산소를 공급해준다. 이런 식품을 섭취하면 몸이 가뿐해지는 느낌이 들며, 마음이 들뜨고, 기운이 나며, 자신감이 생기고, 즐겁고, 행복하고, 만족감을 느끼게 된다.

몸이 지나치게 산성화되는 것은 반드시 피해야 한다. 산성화를 막는 데에는 에너지 호흡, 하박에 찬물 흘리기, 이슬 젖은 풀이나 눈 위를 맨발로 걷기 등이 도움이 된다.

신체의 활동을 촉진하는 운동(계단오르기)을 하면 자동적으로 에너지 호흡을 하게 된다. 물론 숨을 깊이 들이쉬었다가 내뱉으면서 의식적으로 에너지 호흡을 할 수도 있다. 이렇게 하면 폐활량이 커진다. 화가 났을 경우, 숨을 깊게 들이쉬어보라.

식품에 따른 산과 염기의 함량
· 산을 과도하게 형성하는 식품 : 빵이나 밀가루 반죽으로 만든 음식, 쌀, 불콩, 땅콩, 설탕, 꿀, 요구르트 같은 낙농제품
· 산을 많이 형성하는 식품 : 심장·간·신장 같은 내장류
· 산을 약간 형성하는 식품 : 치즈, 견과류, 엉겅퀴, 기장
· 염기를 약간 형성하는 식품 : 양배추, 사과, 배, 토마토, 꽃상추, 무, 파인애플, 바나나, 버찌, 서양자두, 복숭아
· 염기를 많이 형성하는 식품 : 야채, 감자, 숙성한 과일, 밤, 말린 흰콩, 올리브, 서양호박, 샐러리, 부추, 당근, 사탕무, 살구, 샐러드

산성화를 막는 에너지 호흡법

복식 호흡
· 등을 바닥에 대고 누운 상태에서 코로 깊게 숨을 들이마셔, 배가 공 모양으로 부풀도록 한다. 이때 횡격막이 바닥 쪽으로 내려가

도록, 그러니까 아래쪽으로 눌려지도록 하라. 이렇게 하면서 여덟
까지 센다.

· 다시 숨을 완전히 내쉬면서 여덟을 센다.

· 숨을 내쉰 상태에서 참으면서 다시 여덟까지 센다. 숨을 내쉬고
그 상태에서 참는 동안 체내 호흡기관에서는 혈액 속에 신선한 산소
를 공급하고 탄산(이산화탄소)을 내뿜는 가스 교환이 이루어진다.

· 같은 과정을 10회 반복하는 복식 호흡을 하루에 여러 번 하면서
개인에 맞는 리듬을 찾아내도록 한다.

횡격막 호흡

· 숨을 들이쉬면서 늑골을 외부로 밀어내되, 배와 가슴 윗부분은
움직이지 않도록 한다. 이렇게 하면서 여덟까지 센다.

· 숨을 내쉬면서 부풀어 있는 늑골을 다시 아래로 낮춘다. 마찬가
지로 여덟까지 센다.

· 이 호흡법도 역시 같은 과정을 10회 반복하면서 하루에 여러 번
실시해 개인에 맞는 리듬을 찾아낸다.

폐첨(肺尖) 호흡

· 어깨와 팔을 늘어뜨린 상태에서 두 다리를 약간 벌리고 선다.
횡격막 호흡을 통해 숨을 들이쉬면서 동시에 가슴 윗부분을 팽창시
키면서 어깨를 들어올려, 폐엽이 열리도록 한다. 이렇게 함으로써
폐의 가장 윗부분(폐첨)까지 숨이 들어가게 된다.

· 숨을 내쉬면서 어깨를 다시 천천히 내린다. 이렇게 하는 과정에
서 다시 여덟을 센다.

· 이 호흡법도 마찬가지로 동일 과정을 10회 반복하면서 하루에

여러 번 실시해 개인에 맞는 리듬을 찾아내도록 한다.

완전한 에너지 호흡

· 코로 숨을 깊게 들이쉬면서 횡격막을 바닥 쪽으로 눌러, 일단 배가 불룩하게 나오도록 한다(복식 호흡의 들숨 단계). 그리고 가볍게 흉곽을 확장시킨다(횡격막 호흡의 들숨 단계). 이제 어깨를 들어올리면서 폐첨까지 숨이 들어오도록 한다(폐첨 호흡의 들숨 단계).

· 코로 숨을 내쉰다. 배를 완전히 가라앉혀서(복식 호흡의 날숨 단계), 공기가 먼저 횡격막을 지나 밖으로 배출되도록 한다(횡격막 호흡의 날숨 단계). 그리고 어깨와 흉곽 윗부분을 의식적으로 내리면서 폐첨으로부터 숨이 완전히 나가도록 한다(폐첨 호흡의 날숨 단계).

· 마지막으로, 숨을 완전히 내쉰 상태에서 숨을 멈춘 뒤 다시 들숨 단계에 들어간다.

· 무리하게 실시하지는 말라. 처음에는 이 에너지 호흡을 3회 실시하면서 즐기는 것으로 만족한다. 동일 과정을 3회 반복하는 호흡법을 하루에 세 번 실시한다.

· 신선한 공기가 들어오도록 창문을 열어놓고 하거나 야외에서 실시하면 더욱 좋다.

다이어트와 물요법을 병행하는 슈로트 요법

다이어트와 물요법을 병행하게 되면 노폐물과 독소 배출, 몸속에 축적되어 있는 지방 감소에 효과적이다. 가정에서 일상적으로 간단하게 실시하는 방법을 알아보자.

금기
당뇨병, 심장 순환 장애, 결핵, 암

효능 및 효과
인체 기능 및 면역력 약화, 류머티즘, 통풍, 노화성 질병, 현기증, 성기능 장애, 우울증, 두려움, 신경과민 등에 효과적이다.

예비요법
· 1주째 : 아침에는 설탕이나 레몬즙을 첨가한 귀리죽이나 보리죽 혹은 빵을 먹는다. 점심으로는 빵, 흰죽, 귀리죽 혹은 보리죽을 먹고, 저녁에는 아침과 똑같이 식사를 한다. 1주째에는 매일 아침 일어나서 물을 0.2l씩 마셔준다. 이때, 들이키듯 벌컥벌컥 마시지 말고 한 모금씩 마시거나 티스푼으로 조금씩 떠서 마시며, 식사를 하는 동안에는 마시지 않도록 한다.

· 2주째 : 2주째가 되면 물에 와인을 섞어 0.25l씩 마시는데, 점심을 먹은 지 4시간 후에 먼저 티스푼 하나 분량만큼 마시고, 나머지는 저녁에 마신다. 세끼 식사는 1주째와 똑같이 실시한다.

· 3주째 : 3주째에도 식사 방법은 이전과 똑같다. 단지, 물과 와인의 양을 반씩 똑같이 조절하고, 밤에 잠자는 동안 허리에 축축한 냉

습포를 감아주는 것만 차이가 있다.

4주 단위의 본요법

· 월요일 : 빵과 말린 자두를 먹는다. 물은 마시지 않는다.

· 화요일 : 아침, 저녁으로는 월요일과 똑같이 한다. 점심에는 흰 죽, 보리죽, 귀리죽, 곡물을 거칠게 간 죽, 기장, 국수에 설탕 약간이나 레몬즙을 넣어 먹는다. 오후 4시부터 저녁까지는 따뜻한 와인 0.25*l*를 천천히 마신다.

· 수요일 : 월요일과 똑같이 한다.

· 목요일 : 아침, 저녁으로는 월요일과 똑같이 한다. 단, 아침에 레드 와인 0.25*l*를 천천히 마시는 것이 추가된다. 점심에는 귀리나 기타 곡물을 거칠게 간 수프, 맷돌에 간 밀로 만든 수프, 화요일과 같은 죽과 빵, 설탕물에 절인 자두를 먹는다. 오후 4시부터 저녁까지는 똑같이 따뜻한 와인 0.25*l*를 천천히 마시도록 한다.

· 금요일 : 월요일과 똑같이 한다.

· 토요일 : 화요일과 똑같이 한다.

· 일요일 : 목요일과 똑같이 한다.

· 밤에 잘 때에는 축축한 냉습포를 이용해 4분의 3 감기요법을 실시하도록 한다.

1주간의 휴식

· 1일째 : 아침에는 빵과 함께 뜨거운 초콜릿 한 잔을 마신다. 점심에는 쌀이나 보리, 각종 곡물을 갈아 넣은 고기 수프를 먹는다. 저녁에는 아침과 똑같이 하되, 음료는 마시지 않는다.

· 2~7일째 : 아침, 저녁으로는 첫날과 똑같이 실시한다. 저녁에는

신선한 야채, 닭고기, 설탕물에 절인 과일을 먹는다. 점심부터 저녁까지는 와인 0.5*l*를 천천히 마신다. 밤에 잘 때에는 축축한 냉습포를 이용해 허리 감기요법을 실시하도록 한다.

이렇게 1주일 동안 휴식을 취한 다음 다시 본요법을 실시하도록 한다.

질병은 갈증의 신호이다

질병은 갈증의 신호일 뿐이라고 말한다면 과장이라고 생각하는 사람도 있을 것이다. 그러나 이제부터 물이 부족할 때 나타나는 편두통, 위점막염, 류머티스성 관절염 등 여러 현상을 통해 이를 증명해 보이고, 이른바 노화에 따른 당뇨병이나 알츠하이머 같은 후천성 정신박약증세를 다른 시각에서 한번 바라보도록 하겠다.

인체에 물이 부족할 경우 흔히 인공적으로 만들어진 다른 액체 형태의 음료를 마시는 잘못을 저지르게 된다. 커피나 술, 홍차, 레모네이드, 야채 주스, 과일즙 등은 원칙적으로 인체의 갈증을 해소시

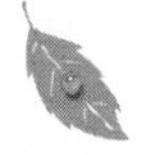

Sense Tip

영양섭취의 황금률

마시는 것처럼 먹고, 먹는 것처럼 마시라. 다른 말로 하면, 고체 식품을 먹을 때에는 오랫동안 씹어서 액체처럼 되었을 때 삼키고, 반대로 음료를 마실 때에는 벌컥벌컥 마시지 않고 입 안에 넣고 씹어준 다음에 삼키라는 것이다.

키지 못한다. 이런 액체에는 유감스럽게도 수분 외에 탈수현상을 일으키는 물질이 포함되어 있다. 미각만을 충족시키기 위해 이런 음료를 마시다보면 갈증은 계속된다.

체내의 수분 함량에 이상이 있다는 신호에는 여러 가지가 있다. 그중 하나인 '입이 마르는' 현상은 그다지 심각한 것이 아니지만, 만성 탈수증으로 인해 장기간 인체의 '가뭄' 현상이 계속될 경우에는 이야기가 달라진다. 예를 들어 만성 통증이나 알레르기, 천식은 심각한 갈증 신호라고 할 수 있다.

소화불량

갈증이 심할 경우 우선 의심해야 하는 질병으로는 통증과 함께 찾아오는 위염(위점막염), 십이지장염 및 가슴앓이가 있다. 변비를 수반하는 경우가 많은 대장염도 또 다른 형태의 갈증이라고 할 수 있다.

고체로 된 식품은 수분 함유량이 충분해야만 소화가 된다. 입에서 침이 충분히 분비가 되고 난 다음 죽처럼 변한 식품은 위에서 위액을 통해 또 한번 많은 수분을 공급받게 되고, 이어서 소장과 대장에서 흡수된다.

위점막의 선분비층에는 위산의 공격으로부터 보호해주는 점막이 있는데, 이 점막은 98퍼센트 정도 물로 이루어져 있다. 체내에 물이 부족하게 되면, 위산이 점막층 안으로 파고 들어오고, 이로 인해 위에 통증을 느끼게 되는 것이다. 뉴질랜드의 원주민인 마오리족은 이미 오래전부터 위염을 치료하는 데 깨끗한 물을 사용해 왔다.

물 부족 현상이 계속될 경우, 소장과 대장에서는 악성 박테리아(헬리코박터)의 공격으로부터 점막을 보호해주는 점액이 생성되지 못한다.

　대장은 이미 수분을 많이 빼앗긴 음식물로부터 그나마 남아 있는 수분을 흡수함으로써, 인체에 되도록 많은 수분을 공급하려 한다. 그런데 만성 탈수증이 있을 경우에는 마지막 남은 물 한 방울까지 흡수해버리는 대장의 활동을 통해 변비에 걸리고, 결국 변을 보는 과정에서 심한 통증을 느낄 수도 있다.

통증을 느끼는 환자

　편두통은 가장 심한 갈증 현상 가운데 하나에 속한다. 실제로 두통이 있을 경우에는 차가운 물을 이용한 외적 요법만으로도 많은 효과를 볼 수 있는데, 물론 이는 체내의 수분 함량이 충분하다는 것을 전제로 했을 경우이다. 만성적으로 수분이 부족한 환자의 경우에는 시원한 물을 마시는 것만으로도 도움이 된다. 이를 통해 물을 달라고 아우성치고 있는 전체 혈관계를 진정시킬 수 있기 때문이다. 편두통이 자주 오는 사람은 반드시 정기적으로 물을 마셔야 통증을 예방할 수 있다.

　등이나 관절에 통증이 있는 사람도 마찬가지로 계속 물을 마시면 좋다. 관절연골 표면이 매끄럽게 마찰하기 위해서는 물이 충분해야 하는데, 몸이 '가뭄' 상태에 있을 때에는 관절끼리 마찰하게 돼, 관절에 통증이 수반된 염증이 생기게 되는 것이다. 제5 요추간판 이상의 95퍼센트는 추간판 내의 수분 부족이 그 원인으로 꼽히고 있다. 이 경우 신경이 눌리면서 통증을 느끼게 된다.

당뇨병과 알츠하이머

　생리적으로 꼭 필요한 물이 장기적으로 부족할 경우에는 무엇보다 췌장의 인슐린 형성 기능에 장애가 온다. 그 결과 당뇨병(성인형 당뇨병 혹은 노화성 당뇨병)에 걸리게 되고, 이때 췌장은 의약품의 자극을 통해서만 인슐린을 생산할 수 있게 된다. 당뇨병의 조기 징조로는 '병적인 목마름'을 꼽을 수 있다.

만성 탈수증이 심화되면 뇌세포가 수축(뇌위축증)될 수도 있는데, 이 경우 신경전달물질의 활동이 더 이상 정상적으로 진행되지 않아 방향감각이나 인지 능력, 기억력에 이상이 오고 인체의 활동이나 움직임에까지 치명적인 결과가 미칠 수 있다.

가족 중에 알츠하이머에 걸린 사람이 있을 경우에는 하루에 적어도 7~8번은 0.25ℓ씩 정수된 물을 마시도록 한다. 오전 8시부터 오후 10시까지 깨어 있다고 하면 하루 14시간 동안 2시간마다 물 한 잔을 마시면 된다. 몇 주 이내에 증세가 호전되는 것을 두 눈으로 직접 확인할 수 있을 것이다.

위산과다의 경우에 위산을 중화시키기 위해 흔히 알루미늄 수용액을 이용하는데, 이 수용액은 알츠하이머에도 효과가 있다.

알레르기와 천식

만성 탈수증 환자에게는 신경전달물질의 하나인 히스타민이 지나치게 많다. 수분을 체내에 골고루 분배하는 역할을 하는 히스타민은 아주 적은 양만 있으면 되는데, 지나치게 많을 경우에는 면역체계에 대해 지나친 과민 반응, 즉 '알레르기 반응'을 보이게 된다.

가령 천식환자는 폐조직 안의 히스타민 수가 지나치게 많은 경우에 해당한다. 히스타민은 기관지 근육의 움직임까지 조절하는데, 수분 부족 상태에서는 호흡을 통해 지나치게 많은 수분을 잃는 것을 방지하기 위해 기관지를 좁힌다. 그런데 탈수증이 심할 경우에는 히스타민의 수분 조절 활동도 크게 증가하게 된다. 이때 기관지가 갑작스럽게 위축되면서 호흡 곤란까지 오는 극심한 기침을 초래하게 되는 것이다. 천식이 있는 경우에는 혀 위에 소금을 조금 얹어 하루에 정수 한 잔씩을 마시면 효과가 있다.

스트레스

체내 수분 공급이 지속적으로 부족할 경우, 우리 인체는 생명까지 위협할 수 있는 스트레스를 받게 된다. 이렇게 스트레스를 받는 상황에서 우리 몸은 호르몬 과민 반응을 통해 이에 대항해 싸우거나 아니면 그 상황에서 벗어나려고 한다.

그러나 이 과정에서 엔도르핀, 코르티손, 프로락틴, 바소프레신, 레닌-안지오텐신 같은 호르몬이 과다 분비되면서 몸에 저장되어 있던 수분을 상당량 소비하게 되고, 이 때문에 인체는 스트레스와 싸우려고 하지만 결과적으로는 싸울 힘을 잃게 된다. 따라서 앞으로는

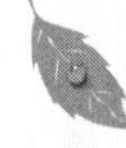

Sense Tip

보약보다 훌륭한 물 마시기

· 매일 아침 하루 마실 물(0.25리터씩 7~8번)을 준비한다.

· 물병을 항상 잘 보이는 곳에 가까이 두도록 한다.

· 식사시간을 기준으로 식전이나 식후에 상당 시간의 간격을 두고 물을 마시는 습관을 기른다. 식사할 때에는 마시지 않도록 한다.

· 천천히 한 모금 한 모금 음미하면서 마신다.

· 물을 마시기 위해 자주 휴식 시간을 갖도록 한다.

· 매일 저녁 그날 하루 동안 물을 얼마나 마셨는지 확인한다.

절대로 몸에 만성적인 수분 부족 현상이 나타나지 않도록 주의하라. 살아 있는 물을 충분히 마시도록 하라.

수분 균형을 유지하자

우리는 매일 피부와 폐, 대장을 통해 거의 1l에 이르는 수분을 배출하고 있다. 또 신장에서 소변을 통해 배출되는 최소한의 양도 이와 거의 비슷하다. 우리는 씹어 먹는 음식물을 통해 약 1l의 수분을 흡수하고 있는데, 신진대사 균형을 이루기에는 턱없이 부족한 양이다. 따라서 하루에 적어도 1.5l는 물을 마셔야 한다. 만약 소변의 양이 이보다 많을 경우에는 배출되는 것만큼 수분을 공급하기 위해 더 많은 물을 마셔야 한다. 이를 위해 매일 2시간마다 0.25l씩은 물을 마실 것을 권장한다.

몸에 수분이 충분히 공급됨으로써 본인이 건강한지 여부는 소변을 관찰하면 쉽게 알 수 있다. 소변에서 거의 아무 냄새가 나지 않고 레몬즙처럼 맑은 색을 띤다면 수분 공급이 균형을 이루고 있는 것이다. 소변에서 냄새가 많이 나고 색이 어두울수록, 몸에 수분이 부족한 것이라고 생각하면 된다.

시간대별 수분 섭취

인체 각 기관은 하루 시간대에 따라 활동이 달라진다. 이를 잘 활용하면 우리 몸을 더욱 건강하게 만들 수 있다. 좀더 정확하게 말하자면 인체 기관의 활동은 두 시간마다 최고조에 이르며, 각 시간대에는 가장 활성화되는 기관이 있다.

새벽 3~5시부터 시작해보자. 이 시간대에는 폐가 재생되면서, 각 기관에 필요한 산소를 원활하게 공급하게 된다. 그런데 최근 한 연구결과에 따르면 새벽 3시 이후에 천식 발생 빈도가 가장 높다는 흥미로운 사실이 발견되었다.

오전 5~7시까지는 고체물질이 분비되는데, 이때가 대장 활동이 가장 활발한 시간이기 때문이다. 대장은 이제 자신의 주어진 임무를 다하는 데 최선을 다한다. 그리고 7~9시가 되면 우리 몸의 중심에 있는 위의 활동이 활발해진다. 우리가 보통 아침을 먹는 시간도 보통 이때이다.

오전 9~11시에는 비장과 췌장이 바삐 움직이면서 혈액과 주요 소화효소를 전달한다. 오전 11에서 오후 1시까지는 심장이 활발하게 움직인다. 따라서 오후 1시 이전에, 즉 심장이 활발하게 활동하는 시간대에 점심을 먹으면 결과적으로 심장에 좋지 않다는 결론이 나온다. 빨라도 1시경이 되어서야 점심을 먹는 것이 좋다. 오후 1시 이후부터는 말 그대로 '소장의 시간' 이기 때문이다.

오후 3시부터는 방광의 활동이 활발해지면서 소변 배출이 촉진된다. 오후 5시경이 되면 신장이 활발해지는데, 영국인들이 왜 5시쯤 차를 즐기는 것도 이 때문이다. 수분은 오후 5~7시 사이에 가장 많이 섭취하도록 한다. 이 시간대에 물을 포함한 수분이 체내에서 가장 잘 분배되기 때문이다. 오후 7시 이후에는 다시 조금씩 수분을 섭취해야 한다. 만성 심장질환이 있거나 몸이 잘 붓는 사람은 호르몬의 활동이 활발해지는 오후 7시 이후에는 절대로 수분을 많이 섭취해서는 안 된다.

녹차와 백차

차는 수분 섭취와 함께 놀라운 효능을 볼 수 있는 성분을 동시에 마시는 장점이 있다. 중국에서는 선능 황제가 어느 날 숲에서 물을 끓이고 있는데, 나뭇잎 하나가 물 단지 속으로 들어가면서 우연히 차 끓이는 방법을 발견하게 되었다고 전해지고 있다.

동남아시아에서 이미 약 1500년 전부터 녹차와 백차를 즐기기 시작했다. 차에 기적의 약효가 있다고 여긴 것은 아니지만, 중국에서는 차를 일종의 약으로 처방했다. 그리고 차가 처음 나온 지 한참이 지나서야 중동 지역을 중심으로 차를 기호식품으로 즐기게 되었다. 차가 유럽에 소개된 것은 17세기에 이르러서였다.

녹차, 백차, 홍차의 잎은 사실 모두 '티트리'라고 하는 나무에서 딴 것이다. 단지 홍차를 만들기 위해서는 잎을 딴 직후에 자연 발효 과정을 거치는 반면, 녹차와 백차는 신선한 잎을 뜨거운 증기에 잠깐 쪄서 만든다는 점이 다르다. 이 과정을 거친 후 녹색을 띠는 잎은 녹차, 약간 희면서 녹색을 띠는 잎은 백차가 된다.

비(非)발효차인 녹차와 백차에는 비타민 C, 카로틴, 카테친 등의 물질이 파괴되지 않고 그대로 남아 있다. 카테친은 체세포의 산화 방지 효과가 높은 자연 물질로, 암 발생 위험을 낮추는 효능이 있다.

그 종류에 따라 맛이 천차만별인 녹차와 홍차를 한번 음미해보도록 하라. 입맛이 아무리 까다롭다고 해도 분명 입에 맞는 차를 찾아낼 수 있을 것이다. 그리고 자신에게 맞는 차를 찾아내서 이를 규칙적으로 즐기면 삶이 달라질 것이다. 그러나 녹차와 백차에는 수용성 카페인이 들어 있기 때문에 어린이들은 즐기지 않도록 한다. 물론 홍차에는 카페인이 이보다 훨씬 적게 들어 있지만, 그래도 어린이들은 멀리하는 것이 좋다.

차를 마실 때에는 녹차잎이나 백차잎을 엄지와 집게, 그리고 중지로 조금 집어 찻잔에 넣고 70도 정도 되는 뜨거운 물을 붓는다. 이 때 차잎이 충분히 우러나도록 약간 식을 때까지 기다렸다가 즐기도록 한다. 이렇게 하면 차의 효능을 극대화할 수 있다.

학문적으로 검증된 차의 효능

일본 오카야마대학 약리학과 연구팀은 녹차 성분에 신진대사를 좋게 하는 비타민 E가 풍부하게 들어 있다는 연구 결과를 발표했다. 이에 따르면 암과 특정 심장질환을 예방하는 녹차는 비타민 E보다 산화방지 효과가 25배 높고, 비타민 C보다 100배는 더 효과적인 것으로 나타났다.

또 일본 국립 유전자연구센터는 카테친이 항암 효과가 있다는 사실을 발견했으며, 뉴욕 보건재단과 뉴저지 룻저 대학 암연구센터도 녹차가 암 발생 위험을 낮춘다고 밝혔다. 한편 도쿄 대학 치의학부는 녹차를 마시면 충치를 예방할 수 있다고 확언했다. 이외에도 나고야 시립대학에서는 녹차가 동맥경화와 고혈압, 뇌졸중에 긍정적인 효과가 있다고 했다.

중국식 감기 예방법

정향(丁香) 1스푼과 계피 1대에 물 4~5잔을 넣고 10분간 끓인다. 작게 썬 생강을 넣고 건조시킨 무화과 2개를 첨가한 다음 다시 10분 정도 더 끓인다. 이렇게 해서 졸인 즙을 개인의 취향에 따라 몇 티스푼 정도 잔에 넣고 뜨거운 물을 부어 우려내 마신다.

발이 차가운 사람은 이렇게 우려낸 물을 신장의 활동이 활발해지는 오후 5~7시 사이에 가능한 한 뜨겁게 해서 천천히 마시면 효과를 볼 수 있다.

졸여놓은 즙을 통에 넣고 잘 막은 다음 냉장고에 넣어두면 일주일 정도까지는 충분히 이용할 수 있다.

루이보스차

우려낸 물이 붉은 황금빛을 띠는 루이보스를 알고 있는가? 루이보스는 2미터까지 자라는, 남아프리카 희망봉 일대에서만 자생하는 아스파라사스 리네아리스라는 식물의 어린잎을 말한다. 남아프리카의 봄과 초여름 날씨는 루이보스가 금잔화와 비슷한 독특한 노란색 꽃을 피우게 한다.

학자들은 루이보스차에 각종 미네랄 성분, 비타민 C, 카테친이 풍부하다고 밝히고 있다. 녹차에 대해 이야기할 때 이미 살펴보았듯이, 카테친은 체내에서 아스코르빈산(비타민 C) 외에 또 다른 주요 산화방지제로서 작용한다. 또 루이보스차에는 소량이기는 하지만 플라보노이드 케르세틴도 들어 있다. 루이보스차에는 카페인이 없어 어린이까지 즐길 수 있다는 점이 장점이다.

남아프리카에서는 이 차를 '기적의 차' 라고 부르며, 위와 장이 편하지 않을 때 마신다. 또 이곳 민간요법에서는 루이보스차를 약으로

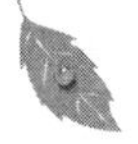

Sense Tip

코코아의 비밀

초콜릿에 카페인이 들었다고 한다면 아마 여러분은 크게 놀랄 것이다. 코코아는 카페인과 사촌 관계에 있는 퓨린의 일종인 화학성분 테오브로민을 포함하고 있다. 초콜릿의 색깔이 어두울수록 카페인 함량이 높다고 생각하면 된다.

앞으로 초콜릿을 볼 때에는 언제나 아이들을 생각하라. 초콜릿을 통해 카페인을 섭취할 경우 체내 수분이 손실되고 중독증을 보일 수도 있다. 뜨거운 초콜릿 한 잔에는 그 양은 얼마 되지 않지만 퓨린이 들어 있다는 사실을 명심하길 바란다.

까지 사용하고 있는데, 특히 불면증, 습진 같은 피부염에 효과가 있을 뿐 아니라 각종 경련 완화제나 항알레르기제로도 인기가 높다.

레몬즙 몇 방울을 떨어뜨려 마시면 루이보스의 독특한 향이 더욱 짙어진다. 어린이들은 우유나 꿀을 조금 섞어주면 좋아한다.

탈수에 대비한 수분 섭취

생리학적으로 보았을 때 알코올과 카페인은 이뇨작용이 매우 강해 몸 안의 물을 밖으로 많이 배출시킨다. 이때 알코올과 카페인은 생리작용에 장애가 되는 수분만을 외부로 배출하는 것이 아니라, 유기체의 생명 유지에 꼭 필요한 수분까지 모두 배출시킨다는 것이 문제다. 즉 체내의 충분한 수분 보유를 담당하는 항이뇨호르몬(ADH)이 제 기능을 다하지 못하게 되는 것이다.

저녁에 술을 마시고 잠자리에 들었다면 아침에는 심한 갈증을 느끼는 것이 보통이다. 이런 현상은 알코올로 인해 항이뇨호르몬 전달이 장애를 받았기 때문에 수분 배출이 억제되지 못해 체내 수분이 부족한 것으로 풀이할 수 있다. 또한 커피나 홍차를 한 잔만 마셔도 소변의 양이 증가하는 것은 전혀 놀랄 만한 사실이 아니다. 이런 사실을 알고 있는 사람은 원두커피나 에스프레소 한 잔을 마시고 물을 한 잔 더 마시는 경우가 많다.

그렇다면 많은 양의 수분을 소모하게 만드는 운동은 어떨까. 처칠은 "운동은 살인이다."라는 말을 널리 인식시키고자 했다. 그러나 지나치게 격렬한 운동을 하지 않고 수분과 전해질의 균형을 유지한다면, 운동은 무리가 될 것이 전혀 없다.

운동을 하고 난 뒤에는 땀을 흘리게 되는데, 이때 체내의 수분과 전해질이 빠져나간다. 물론 이는 보충해주어야 한다. 계속해서 땀을 흘리면서 수분을 추가로 공급하지 않으면 갈증을 느끼게 되고, 결국 체내 산 성분이 높아지면서 끔찍한 결과를 초래하게 된다. 수분의 양이 과도하게 감소하면 먼저 맥박이 빨라지고, 곧이어 구토와 근육 경련, 고열 현상이 나타난다. 이때 고열로 인한 쇼크를 받을 수 있으며, 신체기능 이상과 정신 장애는 물론 사망 위험까지도 있을 수 있다.

하지만 탈수 증상을 보일 경우 소금 알약이나 이와 유사한 어떤 것도 먹어서는 안 된다. 신장의 나트륨 농도가 높은 상태에서 갑자기 약을 먹으면 수분 배출이 더욱 증가해 탈수 현상을 가속화시킬 수 있으며, 경우에 따라서는 경련 증세가 한층 심해질 수도 있다.

몸에서 빠져나간 수분을 충당하려고 할 경우 외관상 땀을 많이 흘리고 있을 때 시간당 물 1l를, 땀을 거의 흘리지 않을 때 약 0.5l를 섭취하면 된다. 발한욕을 실시할 때 1.5l 정도를 섭취한다.

사실 운동선수들을 위한 특별한 음료란 원래 존재하지 않는다. 그러나 여러 이유에서 탄산 과일주스를 전통적으로 가장 적절한 음료로 보고 있다. 이 주스를 만들기 위해서는 먼저 특정 과일즙과 미네랄 워터를 1 대 3 비율로 섞는다.

제대로 된 생수에는 나트륨 이온, 칼륨 이온, 마그네슘 이온, 칼슘 이온 등 주요 전해질이 들어 있으며, 과일즙은 우리의 미각을 충족시키면서도 인체에 꼭 필요한 에너지를 공급해준다. 이외에도 몸에 열을 많이 받은 상태에서는 시원하게 냉장고에 넣어둔 음료를 섭취하도록 한다. 이때 우리 몸은 차가운 음료로 인해 갑자기 쇼크를 받음으로써 땀을 외부로 방출하게 된다.

한편 설사가 지속되는 경우에는 심한 탈수 현상만 오는 것이 아니라 몸에 꼭 필요한 전해질도 함께 손실된다. 또 고열 상태에서 땀을 계속 흘리게 되면 몸의 수분 공급이 더욱 악화된다. 환자가 식욕까지 상실할 경우에는 충분한 음료를 마시도록 신경 써야 한다.

수분 배출을 촉진하는 이뇨제는 단순히 인공적으로 수분을 배출시키는 것만이 아니라 소변 속에 용해되어 있는 주요 미네랄 성분과 미량원소까지 함께 배출되도록 한다. 또 널리 이용되고 있는 여러 의약품에도 카페인과 알코올 성분이 들어 있어 수분 배출을 촉진시킬 수 있는 위험이 있다.

미네랄 워터

미네랄 워터에 포함되어 있는 성분

칼슘(양이온)

뼈를 형성하는 데 필수적인 성분이다. 이외에 칼슘은 체내 수분을 알칼리성으로 조절하는 역할을 한다. 또 혈액응고와 근육세포에 대한 신경자극 전달도 칼슘이 없으면 안 된다. 성인이 섭취해야 하는 칼슘의 양은 하루 약 1g 정도이며, 성장기 어린이와 청소년, 그리고 고령의 노인들은 이보다 좀더 많이 섭취해야 한다. 특히 임산부나 모유를 먹이고 있는 여성의 경우에는 일반인보다 두 배 정도 많이 섭취하도록 한다. 칼슘용액(칼슘 함량 150mg/l 이상)은 특정 신장 결석을 예방하는 데 도움을 준다. 우유, 유제품, 견과류 및 곡류는 칼슘이 들어 있는 식품에 속한다.

염화물(음이온)

식염(염화나트륨)이라고도 하며 체내 수분조절을 담당하고, 위산 속에서 소화를 담당하는 중요한 요소이다. 성인은 하루 약 4g을 섭취한다. 식염은 거의 모든 음식물 속에 숨어 있다.

탄산(음이온)

위산과다를 조절하며, 치료법으로 계속해 마실 경우 혈압을 낮추는 효과가 있다. 탄산용액(탄산 함량 600mg/l 이상)은 중화 효과가 잠깐 동안 지속되기 때문에, 하루에 조금씩 여러 번 나누어서 마시도록 한다. 요도 감염의 경우에도 탄산용액을 마시면 좋다. 이외에도 탄산용액은 특정 요도결석을 예방하기도 한다.

칼륨(양이온)

체세포 내의 수분을 일정하게 유지시키며, 근육에 에너지를 저장하는 인체 활동을 돕는다. 또 여러 효소를 활성화할 뿐 아니라 산과 염기의 균형을 유지하고 조절한다. 땀을 흘리게 되면 칼륨이 빠져나간다는 사실을 명심하라. 하루 필요량은 3g 정도이며 과일, 야채, 감자에 풍부하게 들어 있다.

마그네슘(양이온)

신경세포 자극을 완화시키고, 이로써 근육경련 예방 효과가 있다. 그뿐 아니라 마그네슘은 다양한 신진대사 효소를 포함하고 있다. 여성의 경우 하루 300mg, 남성은 350mg 정도를 섭취하도록 한다. 마그네슘은 식물성 식품, 특히 바나나와 녹색 채소, 곡물제품에 풍부하게 들어 있다. 생선, 우유, 치즈에도 마그네슘이 들어 있다.

나트륨(양이온)

조직을 긴장시키며, 장의 수분 섭취를 촉진한다. 성인의 경우 하루 필요한 나트륨을 식염 6g으로 충당할 수 있다. 나트륨은 식염, 즉 염화물을 통해 거의 모든 식품, 그중에서도 특히 소시지와 치즈, 빵에서 섭취할 수 있다.

인

뼈와 이를 구성하는 주요 성분일 뿐 아니라 유전질의 주성분이기도 하다. 또 효소 생성에도 참여한다.

황산염(음이온)

변비 시 장운동을 촉진한다. 하루 필요량은 최소한 3g. 황산용액(황산염 함량 200mg/l 이상)은 주로 담낭 장애에 효과가 있다.

건강한 사람의 유기체는 약 2.5kg에 이르는 다량원소와 미량원소로 이루어져 있다. 체중이 70kg 나가는 성인의 경우 뼈의 칼슘이 약 1kg으로 가장 많은 비중을 차지하고 있다.

인체에 필수적인 미량원소
크롬

주로 당과 지방 신진대사에 관여한다.

철(양이온)

적혈구 생성에 꼭 필요하며, 산소 공급을 담당한다. 하루 필요한 섭취량은 여성과 남성이 각각 약 15mg과 10mg이다. 곡물과 녹색 채소, 사과, 견과류, 육류에 많이 들어 있다.

불소화합물(음이온)

이를 단단하게 하기 때문에 불소가 들어 있는 치약은 치아 건강에 매우 도움이 된다. 이외에도 불소화합물은 폐경 이후 찾아올 수 있는 골다공증을 예방하는 효과가 있다. 성인은 하루 1~4mg을 섭취하도록 한다. 바다에서 나는 생선, 홍차, 육류 및 달걀이 불소화합물 섭취에 좋다.

요오드화물(음이온)

우리가 가만히 있어도 기본적으로 소비하고 있는 칼로리 소모를 조절하며, 갑상선 신진대사 활동에도 참여한다. 성인의 1일 권장 섭취량은 약 200mg. 바다에서 나는 생선, 우유 및 유제품을 통해 요오드를 섭취할 수 있다.

코발트

철의 흡수를 촉진하는 역할을 하며, 비타민 B_{12}의 주성분이다.

구리

헤모글로빈 생성에 참여하며, 중추신경계 활동을 돕는다.

리튬

사람의 기분이나 심장 순환 질병에 영향을 미친다.

망간(양이온)

뼈, 결합조직, 연골조직 생성에 참여하며, 단백질과 지방, 수산화탄소의 신진대사를 조절한다. 하루에 필요한 망간 2~5mg은 곡물, 야채, 견과류를 통해 얻을 수 있다.

몰리브덴

단백질 신진대사에 관여하며, 여러 효소의 주성분이기도 하다.

니켈

유기체 내의 혈액응고 과정을 안정시키며, 수산화탄소와 에너지 신진대사를 담당한다.

셀렌

산화방지제로서 작용하며, 면역력을 강화시키고 노화 진행을 더디게 한다.

규소(규산)

결합조직과 뼈의 성장을 지원하며, 노화 진행을 더디게 한다.

바나듐

콜레스테롤 신진대사에 중요한 역할을 담당한다.

아연

세포 분할을 담당하며, 성장과 상처 치료에도 관여한다. 그뿐 아니라 산과 염기의 균형 유지에도 영향을 준다.

미량원소 부족 증세

칼슘 부족

경련 증세가 나타나지만 곧바로 생명까지 위험할 수 있는 단계에 접어드는 것은 아니다. 이는 장기적으로 나타나는 결과일 뿐이다. 칼슘 공급이 부족하면 먼저 뼈에서 석회질이 빠져나가면서 골연화증이 찾아오고, 이것이 계속 진행되면 이른바 척추 변형이 된다. 그런데도 칼슘을 공급해주지 않을 경우에는 근육경련과 편두통이 나타난다. 어린이에게는 구루병도 나타난다.

염화물 부족

대개 염화물이 부족한 경우는 드물다. 이 물질은 일상적으로 섭취하는 음식물 속에 거의 대부분 들어 있기 때문에 오히려 과다 섭취하는 경우가 더 많다. 그러나 구토가 계속될 때에는 염화물 부족 현상이 초래될 수 있고, 이를 통해 위산 부족, 설사, 근육 약화 및 성장 장애까지 일어날 수 있다.

칼륨 부족

팔, 다리의 약화나 경련 증상 같은 신경근육 이상 증세가 나타나는지 잘 관찰하도록 하라. 칼륨이 부족할 때 이런 현상이 나타날 수 있다. 또 칼륨이 부족하면 혈압이 낮아지면서 순환 장애가 발생할 수 있고, 신장 활동이 약화될 뿐 아니라 장운동이 부진할 수도 있다. 이뇨제를 복용할 경우 칼륨 손실을 부추길 수 있다.

마그네슘 부족

경련 증세가 나타나는데, 특히 종아리 근육을 유심히 살피도록 한다. 신경과민, 흥분, 불면증, 집중력 약화, 현기증 등도 마그네슘이 부족할 때 나타나는 현상이다. 이외에 불안감, 심장의 두근거림처럼 심장 순환 장애로 인한 신경성 장애가 나타나기도 한다. 메스꺼움, 호흡 곤란, 귀가 멍함, 목덜미 통증 및 두통이 나타날 경우에도 마그네슘 부족을 의심하도록 한다.

나트륨 부족

운동 등으로 인해 지나치게 땀이 날 경우, 장기간 계속되는 설사, 무리한 다이어트는 나트륨 부족을 초래할 수 있다. 그 결과 몸이 산성화되고, 근육과 신장의 기능이 장애를 받으며, 경련 및 순환 장애가 나타날 수 있다.

철 부족

철이 부족하게 되면 눈에 띄게 창백해지면서 피곤해 보이는 증상을 수반하게 된다. 이른바 빈혈을 일으키는 것이다. 이는 철 분자의 도움으로 생성되는 헤모글로빈이 부족하게 되면서, 체내의 산소 공급이 원활하지 못하게 되기 때문에 발생한다.

요오드 부족

갑상선종이나 크레틴병은 요오드가 부족할 때 나타나는 현상이다. 임신 기간 중에 요오드가 모자라면 정신박약아나 미숙아가 태어날 수도 있다.

망간 부족

성장 장애, 골격 변화, 불임 및 신경 질환은 망간 부족에서 비롯

된 것이다.

아연 부족

식욕 부진, 탈모, 염증성 피부 변화나 상처 치유 속도 저하는 아연이 부족할 때 나타나는 현상이다.

리튬 부족

일할 의욕이 나지 않고 기분이 나빠지며, 우울증에 걸릴 수도 있다. 또 심장 순환 장애로 인한 각종 증세를 보일 수 있다.

인간은 생활 조건이 다양한 만큼 특정한 성분 섭취에 특히 유념해야 한다. 임신할 수 있는 나이가 된 여성들은 생리를 함으로써 철과 칼륨을 정기적으로 빼앗기기 때문에, 반드시 이를 보충해 피로나 무력감에 빠지지 않도록 한다. 임산부나 모유를 먹이고 있는 여성들의 미네랄 성분 필요량은 일반인들보다 훨씬 더 높은데, 특히 철과 칼슘, 마그네슘, 아연, 요오드 및 인 섭취에 신경 쓰도록 한다. 어린이들과 청소년의 경우에는 칼슘과 마그네슘, 인을 충분히 섭취하는 것 외에도 미량원소인 철과 아연, 불소화합물과 요오드화물 섭취도 균형을 이루어야 한다.

일반인에 비해 땀을 많이 흘리는 운동선수들은 그만큼 칼륨과 마그네슘, 칼슘, 철, 인의 섭취를 늘려야 한다. 스트레스를 받는 경우에도 미네랄 성분 필요량이 늘어난다. 칼슘과 마그네슘은 신경 안정제로서 탁월한 효과가 있다. (치료 목적의) 단식요법을 수행하거나 체중감량을 실시하는 사람들은 경우에 따라 칼륨, 마그네슘, 칼슘, 철을 많이 섭취하도록 한다. 알코올과 니코틴을 많이 섭취하는 사람의 경우에는 마그네슘과 아연을 충분히 공급해야 한다. 정기적으로 약을 복용하고 있는 만성 환자들도 미네랄 성분 필요량이 높다. 또한 소변 배출을 촉진하는 효과가 있는 이뇨제는 장기적으로 봤을 때 칼륨과 나트륨, 마그네슘 부족 현상을 초래한다는 점을 명심하라.

다이어트 음료의 문제점

소위 다이어트 음료에는 예외 없이 인공 감미료가 들어 있다. 이 인공 감미료는 단맛을 내기 위해서 사용되기도 하지만, 유기체가 에너지를 흡수하는 것으로 생각하게끔 만드는 역할도 한다. 설탕(칼로리)을 받아들이려고 준비했던 인체는 단맛만 날 뿐이지 그 속에 이렇다 할 에너지가 없다는 것을 알게 되고 실망하게 된다. 결국 그에 대한 보상을 요구하게 되는데, 허기와 함께 찾아오는 식욕이 바로 그것이다. 이렇게 해서 오히려 체중이 증가하는 끔찍한 결과를 맞게 된다.

소중한 물

정제하지 않은 물에서 식수를 얻기까지

오늘날 식수는 온갖 기술을 동원하는 재처리 과정을 거쳐 다시 탄생하고 있다. 정제하지 않은 샘물로는 지하수, 지하 깊숙한 곳의 샘물, 지표수 등이 있다. 수도꼭지에서 나오는 수돗물을 식수로 사용할 수 있기까지에는 많은 작업이 요구된다. 식수 재처리 시설에서 먼저 모래와 같은 큰 물질이나 유기물, 철이나 망간 등을 제거한다.

그 외의 미세한 물질들을 없애기 위해서 다음과 같은 많은 과정을 거치게 된다.

- 취수장 : 물을 퍼올린다.
- 착수정 : 모래를 가라앉힌다.
- 약품 투입실 : 활성탄, 소석회 등을 투입한다.
- 혼화지 : 물과 약품을 섞는다.
- 응집지 : 약품에 부유물 및 찌꺼기 등을 엉키게 한다.
- 침전지 : 엉킨 부유물과 찌꺼기를 가라앉힌다.
- 여과지 : 미세한 혼탁물질을 걸러내고, 유기물 및 일반 세균을 제거한다.
- 염소 투입실 : 염소, 이산화염소를 투입하여 유기물, 미생물, 중금속 등을 산화 처리한다.
- 정수지 : 깨끗하게 정수된 물을 저장한다.
- 송수 펌프장 : 모터 펌프로 정수된 물을 보낸다.
- 배수지 : 저장된 물을 각 가정에 보낸다.

깨끗한 수돗물 마시기

식수 규정은 물이 지니는 중요성을 감안해 물리적, 화학적, 세균학적인 측면에서 모두 엄격한 요구사항을 제시하고 있다. 한편 미네랄 워터 규정은 허용 최고 농도가 이보다 다섯 배는 더 엄격하다. 그렇다고 해서 미네랄 워터가 수돗물보다 훨씬 더 깨끗하다고 생각한다면 이는 오산이다.

이제는 가정에서 어떻게 하면 수돗물의 특정 성분을 쉽게 파악할 수 있는지, 그 방법에 대해 이야기해보자. 우선 저렴한 '사전 판독' 방법을 통해 좀더 정확한 수질 검사를 의뢰해야 하는지 여부를 결정

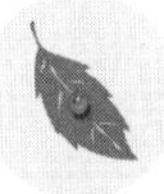

대한민국은 물 부족 국가

세계적으로 물이 없어 숨지는 어린이 수가 하루 평균 5000명을 넘어설 만큼 물 부족 문제는 인류의 당면 문제이다. 4계절의 특성이 뚜렷하고, 매년 여름이면 이어지는 집중호우 등으로 인한 물 피해가 엄청난 우리나라 또한 예외는 아니다. 실제로 우리나라는 1993년부터 UN에 의해 물 부족 국가로 분류되고 있다.

우리나라는 여름철 강수량은 많지만 1인당 강우량은 세계 평균의 10%에 불과하며, 물을 추가로 확보하지 못할 경우 2011년에는 무려 20억㎥ 정도의 물이 부족할 것이라는 통계가 나와 있다. 이는 팔당댐 저수용량의 무려 8배에 달하는 양이다.

금수강산이라 불리던 우리나라가 물 부족 국가가 된 까닭은 인구밀도가 높고, 국토 면적이 좁다는 데 있다. 국토 면적이 좁으니 자연스럽게 물을 담는 강의 길이도 짧을 수밖에 없다. 그나마 산업화로 인해 국토가 아스팔트나 콘크리트로 뒤덮이는 바람에 흙 속에 스며들어야 할 빗물이 바로 하수구로 빠져 강으로 흘러들게 된다.

무엇보다 우리 국민의 물 낭비습관도 중요한 원인이다. 우리나라 1인당 수돗물 급수량은 하루 395리터로, 이것은 독일(132리터), 덴마크(246리터), 프랑스(281리터)에 비해 훨씬 높은 수치이다.

댐건설 위주의 수자원정책이 댐 개발적지 감소, 자연경관과 환경 문제 등으로 한계에 부딪치자 정부는 수요관리정책으로 전환해 절수기기 설치, 수도요금 현실화, 노후관 교체, 중수도 설치, 산업체 물 재활용 등 정책수단별 물절약 대책을 종합적으로 추진하고 있다.

그러나 이런 정책만으로는 수자원이 획기적으로 개발되기 어렵다고 볼 때 물 소비량을 줄이지 않는다면 우리나라는 물 기근 국가로 전락하고 말 것이다.

이런 위기를 극복하기 위해서는 국민 한 사람 한 사람이 물을 아껴 쓰는 습관을 길러야 한다. 그리고 바다로 흘러가 버리는 물을 땅에 머물게 하는 것도 시급하다. 산에 나무를 가꾸는 것도 그 방편 중 하나다. 또한 물의 오염을 막는 것도 수자원을 확보하는 것 못지않게 중요한 일이다.

할 수 있도록 해야 한다.

이제부터 나오는 이야기는 각종 최첨단 장비를 갖춘 특수 실험실에서 나온 것과 같은 정확한 수치와는 거리가 멀다. 그러나 가정에서 사용하고 있는 물의 수질을 어느 정도인지 파악하기에는 충분하다. 수도꼭지에서 나오는 물은 무색, 무미, 무취 특성을 보여야 한다는 점이 깨끗한 물을 판별하기 위한 기본 조건이라는 사실을 염두에 두고 다음 사항을 점검해보자. 먼저 깨끗한 유리컵에 물을 받아보자.

컵에 물을 가득 부을 때 기포를 관찰한다

혹시 물이 뿌옇거나 이상한 입자가 보이는가. 붉은 갈색을 띠고 있다는 것은 물속에 수산화철이 들어 있다는 것을 의미하는데, 주로 수도관의 부식으로 인해 발생한다. 물을 부은 후 몇 분 후에 바닥에 무언가 가라앉는 경우도 있는데, 대부분 모래와 비슷한 은회색 입자가 가라앉을 경우에는 아연을 입힌 금속파이프 부스러기가 떨어져 나온 것으로 볼 수 있다. 이어서 맛을 평가한다. 물을 한 모금 머금고, 혀끝으로 맛을 본다. 되도록 맛을 정확하게 묘사한다.

물에서 나는 냄새를 맡아본다

좀 커다란 유리잔에 수돗물을 절반 정도 붓고, 받침접시로 덮어둔다. 몇 분 후에 받침접시를 치우면서 동시에 냄새를 맡는다. 이 냄새 시험은 경우에 따라 여러 번 반복 수행할 수도 있다. 이때 한번 냄새를 맡고 난 뒤에는 후각이 다시 정상적으로 될 때까지 조금 기다렸다가 다시 실시한다. 맛과 냄새를 확인했으면, 이를 바탕으로 집안 수도 파이프의 문제를 짐작할 수 있다. 미네랄오일 맛과 냄새가 난다면 파이프에 홈을 파는 공구 때문일 수 있다. 달걀 썩은 냄새가 날 경우에는 물에 황화수소가 지나치게 많이 들어간 경우이거나 마그네슘양극을 이용해 온수를 마련했기 때문일 수도 있다.

욕조의 틈이나 양변기를 확인한다

양변기에 녹색 물질이 낀다면 수돗물의 구리 함량이 너무 높은 것이고, 갈색 물질이 낀다면 수산화철이 너무 많기 때문이다. 이 경우 부식 위험이 그만큼 높다. 틈새가 검게 변하는 것은 망간 함량이 높기 때문인데, 이런 경우는 흔하지 않다.

수도꼭지의 여과장치를 긁어본다

수도꼭지의 여과장치를 나사로 긁어서 나오는 물질을 흰 종이 위에 받아본다. 하얗게 굳어 있는 물질이 식초를 떨어뜨렸을 때 거품과 함께 쉽게 녹는다면, 이것은 칼슘이 굳은 것이라고 보면 된다. 이는 탄산을 첨가하면 쉽게 중화된다. 반대로 식초로도 없어지지 않는 모래 비슷한 은회색 입자가 떨어져 나온다면, 이것은 아연을 입힌 파이프 내부 층이 떨어져 나온 것이다. 녹 부스러기가 나오면 파이프가 부식된 것이라고 쉽게 짐작할 수 있다.

물의 경도를 측정해본다

식수로 적합한 물을 보통 연수(軟水)라고 부른다. 물 100cc에 함유되어 있는 칼슘이나 마그네슘을 산화칼륨으로 환산하여 1mg일 때 그 물의 경도(硬度)를 1도라고 말하며 8도 이하의 물을 연수라고 한다. 8도 이상이 되면 경수(硬水)라고 한다. 경수는 맛이 좋지 않고 설사를 하며 임산부의 경우 심지어 유산을 일으키기도 한다.

수돗물의 경도를 측정하기 위해서는 연성비누 50g과 증류수 0.5l가 필요하다. 먼저, 연성비누를 물에 녹인다. 필요하다면 따뜻한 물을 이용해도 좋다. 이렇게 해서 생긴 투명한 액체를 차갑게 식힌 다음, 일부를 스포이트에 넣고, 나머지는 병에 넣어 밀폐 보관한다.

이제 물 50ml를 잔에 담고 그 속에 연성비누를 녹인 용액을 정확히 5방울 떨어뜨린다. 잔을 막은 다음 세게 흔들어준다. 거품이 생긴 뒤 바로 없어지지 않으면 이 물의 경도는 1.75이다. 용액 한 방울의 경도가 0.35이기 때문이다. 거품이 곧바로 사라지면 원하는 효과를 얻을 때까지 계속 용액을 떨어뜨린다. 떨어뜨린 용액의 방울 수에 경도 0.35를 곱하면 그것이 바로 해당 수돗물의 경도가 된다.

신선한 수돗물을 먹는 규칙
· 음식이나 음료를 준비할 때에는 따뜻한 물 대신 언제나 찬물을 사용하라.

· 수도꼭지를 처음 틀었을 때에는 신선하고 차가운 물이 나올 때까지 조금 흐르도록 놔둔다. 특히 아침에 물을 처음 사용할 때에는 이 규칙을 반드시 지키도록 한다. 처음 나오는 물은 받아두었다가 세탁을 하거나 꽃에 물을 줄 때 이용한다.

· 손가락을 이용해 테스트하라. 신선한 물은 수도 파이프 속에 고여 있던 물보다 더 차갑다.

수도 파이프에 관한 상식
여러분 가정의 수도 파이프 재질이 무엇인지에 따라 해당 가정의 수돗물 사용 방법이 달라진다.

동 파이프
유럽에서는 지난 몇 년 동안 동 파이프에서 나온 물을 마신 유아들이 간경화로 사망하는 사건이 발생하면서, 구리가 들어 있는 식수는 그 명성을 잃었다. 구리는 우리 인간에게는 중요한 미량원소이지

만, 이 구리를 외부로 배출할 능력이 없는 유아의 경우에는 구리가
계속 간에 축적된다. 사실 몸속에 축적되는 미량의 구리는 원래 아
무런 해가 되지 않는다. 어린 아기의 경우에는 모유로도 충족되지
않는 구리 공급을 이렇게 해서 충당하기 때문이다. 문제는 계속해서
구리 소비량보다 축적량이 많을 경우에 발생한다.

산성의 연수(pH 6.5 이하)가 파이프 벽면으로부터 구리를 녹여
내는 경우에 문제는 심각해진다. 이렇게 되면 수돗물 속의 구리 함
량이 높아진다.

동 파이프는 표면이 붉은 황금빛을 띠고 있어 부식되어 녹은 구리
를 쉽게 발견할 수 있는데, 특히 구부러진 연결 부위에 많이 있다.
따라서 어떤 경우에도 파이프 속에 정체되어 있던 수돗물을 이용해
음식이나 음료를 준비해선 안 된다. 반드시 '손가락 테스트'를 실시
하라. 고여 있던 물은 신선한 물보다 미지근하다.

강철 파이프

아연을 입힌 강철을 파이프 재료로 사용할 경우, 부식을 막는 장
점도 있지만 이보다 단점이 더욱 많다. 강철 파이프에 아연을 입히
면 수돗물에 들어 있는 석회 성분 때문에 관이 막힐 우려는 없지만,
대신 파이프 속을 물이 통과하면서 아연과 화학 반응을 일으켜 물속
에 포함된 질산염이 발암물질 중 하나인 아질산염으로 바뀌는 단점
이 있다.

특수강 파이프

크롬이나 니켈 또는 몰리브덴으로 이루어진 특수강 파이프가 식
수에 어떤 나쁜 영향을 미치는지에 대해서는 아직까지 충분한 자료

가 제시되지 않았다. 그러나 산성을 띠는 연수가 합금 성분을 용해시켜 식수에 포함될 수 있는 가능성이 있는 것으로 보인다.

합성수지 파이프

특수강으로 된 파이프와 비슷하게, PE(폴리에틸렌), PP(폴리프로필렌), PVC(염화비닐) 같은 재질로 이루어진 파이프도 아직 충분한 검토가 이루어지지 않아, 어떤 단점이 있는지 확실하게 말할 수는 없다. 분명한 것은 합성수지는 모두 부식에 대해 저항력이 있다는 사실이다. 그러나 장기간 사용할 경우에는 병원균이 서식하기 좋은 환경이 마련되는 것으로 추측된다.

6 질병 예방 및 원기 부여

면역체계

면역체계가 약한 사람들

보통 사람들보다 면역체계가 약한 사람들이 있다. 아래 사항에 해당하는 사람들이 바로 그런 경우이다.

- 고령자
- 합성의약품을 장기간 복용하는 사람
- 급성 질환 회복기에 있는 사람
- 만성 질환자
- 지속적인 스트레스에 시달리는 사람
- 미네랄 성분이나 비타민 부족 증세를 보이는 사람
- 과다한 음주를 즐기는 사람

· 햇볕에 지나치게 노출된 사람

· 에이즈 감염자

면역체계를 체크하라

다음에 나오는 체크 항목에 따라 가족들의 면역력을 확인해보자. 정확한 진단을 위해서는 각 질문들에 대해 솔직하게 대답해야 한다. '예'라는 대답이 많이 나올수록 면역체계가 약화되어 있을 가능성이 크다.

지난 몇 년 동안 열을 수반하는 질병이나 유행성 감기에 걸리지 않았을 경우, 또 기침이나 코감기, 목이 쉬는 증상이 전혀 없었다면, 해당 가족이 매우 건강하다기보다는 오히려 면역체계가 방어력을 상실한 상태에서 위축되어 있는 것으로 판단할 수 있다.

체크 항목

· 60세 이상인가?

· 만성 질병이 있는가?

· 정기적으로 약(설사약, 항생제, 소염제, 수면제, 진통제 혹은 이와 유사한 각종 약)을 먹고 있는가?

· 최근 급성 질병으로부터 회복되었는가?

· 최근 외과 수술을 받은 적이 있는가?

· 담배를 피우고 있는가?

· 정기적으로 많은 양의 술을 먹는가?

· 일광욕을 자주 실시하는가?

· 심한 소음에 자주 노출되는가?

· 임신중인가?

· 현재 모유를 먹이고 있는가?

· 감염이 비교적 잦은 편인가?

· 쉽게 요도가 감염되는가?

· 교대 근무일을 하고 있는가?

· 패스트푸드를 자주 이용하는가?

· 화학제품이나 약품에 자주 또는 정기적으로 노출되는가?

· 여행으로 인해 자주 시차를 겪는가?

체내의 열을 유지하라

우리의 면역체계는 다양한 방법으로 강화시킬 수 있다. 그러나 무엇보다 자연식품을 통한 충분한 영양섭취가 우선이다. 자연식품에는 각종 영양소와 비타민, 미네랄, 미량원소 등이 풍부하게 함유되어 있다. 이 문제에 대해서는 앞선 장에도 나와 있으므로 여기에서는 자연치료법과 관련해 잘못 알려져 있는 오해에 대해 다루기로 하겠다.

우리가 삶을 살아가면서 갈구하는 목적은 나그네의 외투를 벗기기 위해 북풍이 선택한 차가운 바람이 아니라, 태양이 선택한 따뜻한 햇볕이 되어야 한다. 톨스토이는 이렇게 썼다. "삶의 목적은 모든 현상에 대해 사랑으로 파고드는 것이다." 이를 달리 말하면 우리 인간, 동물, 식물, 그리고 미네랄이나 각종 원소들에 대해 따뜻한 온기와 사랑을 불어넣어야 한다는 것이다. 태양의 온기는 움직임과 사랑을 말하고, 북풍의 냉기는 정지와 죽음을 의미한다. 사랑의 힘이 얼마나 강력한지 알고 있는 우리는 온기와 사랑을 견뎌내는 훈련을 실시해야 한다.

각종 질병의 예방 및 원기 부여를 위해서는 체온 유지를 위한 우리 몸의 생리작용에 많은 도움을 줄 수 있어야 한다. 가능한 한 어렸을 때부터 추위가 아니라 많은 열을 참고 견뎌 강해지는 훈련을 실시해야 한다. 육체뿐 아니라 정신적으로도 말이다.

이렇게 함으로써 우리는 불가피한 각종 능력 감퇴를 예방하고, 열이 있는, 다시 말해 살아 있는 신체 반응을 불러일으킬 수 있다. 이 반응은 특히 고령이 되었을 때, 각종 유해한 신진대사 노폐물을 외부로 배출하기 쉽도록 도와준다. 특히 뒤에 나오는 혈관 체조 트레이닝은 경화성 질병이나 류마티스성 질병, 노화로 인한 순환 장애를 동반한 만성 저체온증 등을 예방하고 치료할 수 있다.

어린이의 경우에는 따뜻한 옷을 입히는 것이 제일 중요하다. 나이가 어릴수록 더 따뜻하게 옷을 입힌다. 가능한 한 천연 섬유를 이용하고, 유아의 경우에는 순모 제품을 사용하도록 한다. 특히 어린이의 머리가 외부에 열을 빼앗기지 않도록 신경 써야 한다. 가급적 항상 모자를 씌우는 것이 좋다.

활동성 열과 수동성 열

일부러 짧게 차가운 자극을 줌으로써 인체의 체온 유지를 위한 열 생산 작용을 촉진할 수 있다. 순간적으로 차가운 자극을 주면 혈관이 좁아지면서 혈압이 상승한다. 이에 대한 반작용으로 혈액 순환이 자극되어 물로 이루어진 인간은 많은 열을 받아들이게 되고, 몸 전체가 말 그대로 적극적이고 활발한 활동을 하게 된다. 이외에도 인체는 뜨겁게 감기, 팩하기, 목욕하기, 물 흘리기 등의 요법을 통해 외부의 열을 받아들인다. 이런 것들이 바로 수동적으로 열을 받아들이는 방법이라고 할 수 있다.

인체 열 조절 체계의 활동성 열 생산과정은 독소를 배출하는 기관인 피부만 강화시키는 것이 아니라 복잡한 신경과 내부 장기까지 자극하고 강화시키며, 그 활동과 반응을 활성화시킨다.

혈관 체조 트레이닝

이미 앞에서도 언급한 바 있듯이 달은 지구뿐 아니라 인체에도 직접적인 영향을 미친다. 이제부터는 다양한 물요법과 함께 어떻게 달의 힘을 이용하면 우리의 장기와 면역체계의 기운을 북돋을 수 있는지 알아보도록 하자. 또 열 자극으로 우리 몸 전체를 활짝 열어 활동성 열과 수동성 열을 가능한 한 많이 '소화해낼 수 있는 방법'도 살펴보겠다.

트레이닝을 한번 끝까지 실시하는 데에는 총 29일이 걸린다. 이는 달이 지구를 한 바퀴 도는 데 걸리는 시간과 똑같다. 즉 초승달이 떠서 다음 초승달을 보기까지 걸리는 시간과 정확히 일치한다.

장기와 면역력을 강화하는 훈련을 시작하는 날짜는 초승달이 뜨기 만 12일 전을 선택하는 것이 가장 좋다. 초승달이 뜬 직후부터는 몸의 흡인력, 흡수력, 저장력 등이 모두 증가한다. 그 이후에는 이완되고 회복되는 시기가 시작된다.

트레이닝은 매일 아침 6시 1분에서 오후 6시까지 실시하는 것을 원칙으로 한다. 이 시간 동안에는 초승달이 아직 뜨지 않았기 때문에 독소 배출 효과가 극대화된다.

이때에는 과일만 섭취하는 것이 가장 좋으며, 당연히 커피, 홍차, 담배, 술은 (상당 부분 혹은 완전히) 포기해야 한다. 여러 종류의 과일을 2kg까지 섭취하되 바나나, 대추야자, 무화과는 제외한다.

제철 과일을 이용하는 것이 가장 좋다. 특히 파인애플은 단백질을 소화시키는 효소가 풍부하게 들어 있으며, 신진대사와 신장의 활동을 자극해 노폐물과 독소 배출을 촉진한다.

파인애플을 팬에 살짝 구워서 먹으면 산성분이 점막을 지나치게 자극하는 것을 완화시킬 수 있다. 또 섬유질도 풍부해 소화 불량에도 좋다. 따라서 과일을 섭취하는 날에 이 파인애플을 선택하면 매우 좋다.

트레이닝을 실시할 때에는 신장을 통한 신진대사 노폐물 분비를 촉진시키기 위해 비교적 많은 양의 물을 섭취해야 한다. 깨어 있는 동안 2시간마다 식수를 0.2*l*씩 천천히 마시는 것이 가장 이상적이다. 가령 오전 6시부터 밤 10시 사이에 0.2*l*씩 물을 9번 마신다.

우리가 보통 섭취하는 음식을 통해서는 수분 섭취량이 생각보다 적기 때문에, '정상적인' 식사를 하는 기간에는 깨어 있는 동안 2시간마다 물을 0.25*l*씩, 그러니까 하루에 총 2.25*l*를 마시는 것이 좋다. 이때 염기성 식품을 섭취하는 것이 우리 몸에 얼마나 중요한지는 앞에서 이미 언급한 바 있다.

아래에서 제안하는 모든 요법에 대해서는 앞서 나왔던 '주요 규칙'이 적용된다. 찬물을 이용한 물요법의 경우에는 피부가 짙은 청자색으로 변하는 치아노제 현상은 반드시 피해야 한다. 산소 공급이 부족하다는 신호이다.

1일째

아침

수도꼭지에서 나오는 차가운 물을 이용한 하박욕을 실시하면 아침에 화장실에서 일을 편하게 볼 수 있다. 이 요법은 전체적인 신진대사 활동을 자극하고 몸을 가볍게 만든다.

저녁

정확하게 초승달이 뜨는 시기 이전에 (그리고 가능하다면 잠자리에 들기 직전에) 약 39도 되는 물을 이용해 머리만 욕조 밖으로 나오게 하는 따뜻한 전신욕을 실시한다. 이렇게 하면 긴장이 풀리면서 숙면을 취할 수 있다.

전신욕은 총 25~30분간 실시하는데, 이때 수온이 계속 체온과 비슷하게 유지되도록 한다. 이렇게 하면 탈염욕과 같은 효과를 볼 수 있다.

약 20분 후에 일어나서 중성 비누로 몸을 문지르고, 남은 7~8분 동안에는 다시 욕조에 몸을 담그고 긴장을 풀어준다. 피부 결합조직에 쌓인 신진대사 노폐물이 피부를 통해 외부로 배출될 것이다. 오한이 나면서 몸이 떨리기 시작하면, 두 발부터 미온수로 헹군다.

전신욕을 끝내기 전, 체온과 비슷한 따뜻한 물로 다시 한번 가볍게 샤워를 하면서 노폐물과 독소를 깨끗하게 씻어낸다. 두 손으로 대충 물기를 털어내고, 미리 데워놓은 침대로 직행한다. 아직 잠자리에 들 시간이 아니라면, 따뜻한 옷을 입고 서성거리면서 물기를 말려준다(특히 양말을 신어 발을 따뜻하게 해준다).

2~7일째

아침

반달이 될 때까지 기간 동안에는 다음과 같은 찬물 요법 가운데 한 가지 혹은 여러 가지를 실시하도록 한다.

· 짧은 샤워(1분 동안 차가운 물로 실시한 후 다시 1분 동안 따뜻

한 물로)

  · 이슬에 젖은 싱싱한 풀 위를 5분간 맨발로 걷거나, 겨울철 눈 위를 몇 초 동안 걷기

  · 욕조에 18도 되는 물을 받아 30초 동안 물속 걷기

  · 찬물을 이용한 무릎에 물 흘리기(초보자는 조심스럽게 전체 과정을 수행한다)

이 기간 동안에는 자신에게 가장 잘 맞는 요법을 찾아내기 위해 매일 차분히 여러 요법을 시행해본다.

저녁

매일 저녁 족욕이나 수욕을 실시하면서 10~15분간 휴식을 취하도록 한다. 7일째 되는 저녁에는 따뜻한 전신욕을 실시하되, 길어도 15분 안에 마쳐 용해물질이 몸으로부터 빠져나오지 않도록 한다. 라벤더 오일처럼 긴장을 풀어주는 에테르 오일을 물에 몇 방울 떨어뜨리는 것도 좋은 방법이다. 7일째 되는 날에는 올리브 오일을 이용한 분산욕을 실시하는 것도 좋다. 이렇게 하면 체온 유지를 위한 인체의 생리작용이 더욱 활발해진다.

8~15일째

아침

자신이 가장 좋아하는 요법을 실시한다. 맨발로 걷는 것을 좋아하는 사람은 시간을 10분으로 늘려 물속 걷기를 좋아하는 사람은 1분으로 시간을 늘려 실시한다. 단, 겨울철 눈 위를 걷는 것은 시간을 연장해서는 안 된다. 찬물과 따뜻한 물을 교대로 이용해 실시하는

샤워 방법도 그대로 적용한다. 무릎에 차가운 물을 흘리는 요법도 이제부터는 두 번 반복 실시하는 것이 좋다.

저녁

저녁에 편히 쉬기 위해서는 2주째 접어드는 날 저녁부터 족욕과 수욕을 실시하도록 한다. 하루 15분 실시하는 것으로 충분하다. 15일째 되는 날 저녁에는 다시 15분 동안 따뜻한 물로 전신욕을 실시하는 것이 좋다. 이렇게 하면 긴장이 많이 풀어진다. 쥐오줌풀 오일을 첨가하는 것도 좋다.

이미 지난 일주일 동안 따뜻한 물을 이용해 목욕요법을 실시했다면, 15일째 되는 날은 체온과 비슷한 따뜻한 물로 올리브 오일을 이용한 분산욕을 실시하면 효과적이다.

16~22일째

보름달이 뜨는 시기가 될 때까지는 유기체는 무엇이든 잘 받아들이고 흡수하지만, 보름달이 뜨고 난 이후부터는 이제 모든 면에서 감소 추세로, 즉 기울어지는 방향으로 성향이 바뀐다.

보름달과 함께 시작되는 감소 시기에는 땀을 배출하고, 노폐물을 외부로 분비하고, 숨을 내쉬고, 몸을 건조시키는 등의 활동이 활발해지는데, 이 시기를 우리가 잘 이용할 수도 있을 것이다.

아침

찬물을 이용한 아침 샤워가 습관이 됐다면, 이를 계속 실시하도록 하라. 물론 그 사이 다른 방법에 익숙해져 있어도 좋다. 이제는 15~20분 동안 이슬에 젖은 싱싱한 풀 위를 걷거나 1분 정도 물속을 걷도록 하라. 치아노제 현상만 나타나지 않는다면 피부가 붉게 변할 때까지 무릎에 물 흘리기 요법을 세 번 반복해 수행하는 것도 좋다.

단, 이제 짧게 샤워를 할 때에 수온의 순서를 바꾸도록 한다. 따뜻한 물로 먼저 1분 정도, 그 다음에 찬물로 1분 정도 샤워를 한다.

저녁

달이 기울어지는 이 시기에는 잠자리에 들기 전 찬물과 따뜻한 물을 교대로 이용해 허벅지 물 흘리기 요법을 실시하도록 한다.

22일째 되는 날 저녁에 축축한 냉습포로 4분의 3 감기를 실시하면, 체온 유지를 위한 생리작용이 훨씬 활발해진다.

23~28일째

아침

반달이 보이는 날 아침부터는 약간 놀랄 정도의 차가운 물로 짧게 샤워를 실시한다. 어떤 경우에도 3분이면 충분하다. '차가울수록 더 효과적'이라는 원칙을 항상 머릿속에 기억한다.

한편 이슬에 젖은 싱싱한 풀 위 걷기, 물속 걷기, 눈 위 걷기에 익숙해진 사람이라면 이 방법을 한층 더 강화하도록 한다. 즉 이 시기에는 이슬 젖은 풀 위 걷기는 30분, 물속 걷기는 2~3분으로 시간을 연장한다. 눈 위 걷기는 개인에 따라 시간을 조절한다. 이때 발에 동상이 걸리지 않도록 유의한다.

저녁

매일 찬물과 따뜻한 물을 교대로 이용해 허벅지 물 흘리기를 실시하되 이전보다 좀더 강하게 자극한다(좀더 차갑게, 물 교대 횟수를 늘려서). 물론 피부색이 변하기 시작하면 요법 실시를 중지한다.

트레이닝 마지막 날인 28일째에는 신진대사를 자극하고 피부를 통한 노폐물 배출을 촉진하는 사우나 요법을 실시할 것을 권장한다. 그렇지 않아도 일주일에 한 번은 사우나를 실시해 온 사람이라면, 마지막 날에는 그 어느 때보다 정확한 방법으로 사우나 요법을 실시하도록 한다.

29~30일째(초승달)

자, 계속해서 다시 트레이닝을 실시하겠는가. 아직 그 효과에 대해 자각하지 못하겠다면, 개별 물요법의 효과에 대해 어떻게 생각하는지 한번 곰곰이 숙고해보는 것도 좋을 것이다.

경험을 바탕으로 자신에게 맞는 '나만의 트레이닝 프로그램'을 마련하고, 이를 매일 즐기도록 해보라.

달의 모양에 주의하라

달이 지구 주위를 한 바퀴 도는 날짜가 정확히 29일이 아니라는 사실을 알아두길 바란다. 따라서 이 책에서 소개한 트레이닝을 실시할 때에는 항상 음력 날짜를 체크해야 한다. 달의 모양을 기준으로 날짜를 헤아리도록 한다. 달이 차오르는 기간은 보통 14일이지만, 어떤 때에는 13일이 될 수도 있고, 또 어떤 때에는 15일이 될 수도 있다.

7 여러 가지 증상과 물요법

이 장에는 여러 가지 질병과 증상, 그리고 이를 완화시킬 수 있는 요법들이 나와 있다. 그러나 이것이 완전한 치료법은 아니다. 다만, 이 책에서 언급하고 있는 여러 약초와 첨가물들을 어떻게 하면 최대한 효율적으로 이용할 수 있는지 그 다양한 가능성을 제시하고 있을 따름이다.

쉽게 알아볼 수 있도록 해당 요법을 간단하게 적어놓았다. 표의 '첨가물' 란에 언급된 약초와 기타 첨가물, 그리고 부엌과 찬장에서 쉽게 구할 수 있는 보조 도구들에 대해서는 이 책의 '약초 및 기타 첨가물'에서 좀더 상세하게 접할 수 있다.

심각한 질병이 있거나 아래 표에서 '*' 표시가 되어 있는 증상이 있는 사람은 반드시 의사의 진찰을 받아야 한다. 이 경우, 해당 물요법은 보조적인 효과가 있을 뿐이므로 의사의 전문적인 치료와 병행하는 것으로만 이용한다.

통증및증상	물 요 법	쪽	첨 가 물
가려움증	식초물 압박붕대(흠뻑 적셔서 차갑게)		식초, 응유
간 질환*	전신 마찰(차갑게)	40	건초의 풀씨
− 일반적	족욕(차갑게)	51	감자
	허벅지에 물 흘리기(차갑게)	68	아마씨
	허리 감기(축축하고 차갑게)	98	야로
	하박욕(수온을 점점 높이면서)	51	
	야로를 이용해 간 부위에 증기 압박붕대		
	아마씨 압박붕대(따뜻하게)		
− 만성*	뜨거운 롤	103	
	허리 감기(축축하고 차갑게)	98	
감기	전신욕(뜨겁게), 경우에 따라 라벤더를		유칼리
− 일반적	우려낸 물·음료·오일 이용	45	독일가문비나무
	다리 증기욕	60	의료용 점토
	족욕(뜨겁게), 경우에 따라 유칼리나		캐머마일 저먼
	페퍼민트, 또는 티트리 오일 이용	51	엘더
	코 세척	81	감자
	관장(체온과 비슷한 따뜻한 물로),		라벤더
	경우에 따라 캐머마일 저먼을 우려낸		아마씨
	물·음료 이용	84	당아욱
	가슴 감기(축축하고 뜨겁게)	95	페퍼민트
	3/4 감기(축축하고 뜨겁게)	101	겨자
− 초기	전신욕(차갑게)	45	티트리
	족욕(수온을 점점 높이면서)	51	레몬
	흡입욕(티트리 또는 페퍼민트 오일	75	양파
	증기욕)		
− 가벼운 증상 동반	사우나	76	
	맨발로 걷기		
	이슬 젖은 풀밭 걷기		
	물속 걷기		
감염	상반신 마찰(차갑게)	39	독일가문비나무

증상	방법	쪽	재료
- 심장 혈액 순환	허벅지에 물 흘리기(찬물과 따뜻한 물을 교대로)	70	
관절염	전신욕(차갑게)	45	아르니카
- 일반적	좌욕(차갑게)	56	식초
	사우나(건조하고 뜨겁게)	76	의료용 점토
	샤워(차갑게)	63	
	관절 감기(축축하고 차갑게)	104	
	얼음주머니·얼음물 감기 마시기(식초수)		
- 엉덩이	반신 증기욕	62	
- 무릎	다리 증기욕	60	
관절 통증	소금물 압박붕대(아주 차갑게)		얼음
- 급성	얼음주머니		소금
	마시기〔깨어 있는 동안 2시간마다 (경우에 따라 에너지가 들어 있는) 식수 0.25*l*를 마신다〕		에너지가 들어 있는 식수
구강점막염	구강 세척, 경우에 따라 티트리 오일이나 식초를 첨가한 물 또는 캐머마일 저면 또는 샐비어를 우려낸 물·음료 이용	81	식초 캐머마일 저면 샐비어, 티트리
구토	관장(체온과 비슷한 따뜻한 물 또는 뜨거운 물로)	84	
귀 통증* (중이염 참조)	양파를 이용한 귀 압박붕대 (체온과 비슷한 따뜻한 물로)		건초의 풀씨 물레나물
	족욕(체온과 비슷한 따뜻한 물로)	53	양배추
	얼굴 증기욕, 경우에 따라 양파 이용	62	소금
	귀 증기욕, 경우에 따라 양파 이용	63	양파
	무릎에 물 흘리기(차갑게)	68	캐머마일 저면
	약초 주머니 이용(건조하고 따뜻하게), 경우에 따라 캐머마일 저면 꽃을 이용		
	건초의 풀씨를 넣은 주머니 이용 (축축하고 따뜻하게)		

증상	물요법	페이지	약초
다래끼			티트리
– 짜기 전	눈 세척(시원하게)		약용 좁쌀풀
	회향을 우려낸 물로 팩하기(차갑게)	87	회향
– 짜고 난 후	족욕(수온을 점점 높이며)	56	감자
	아마씨를 갠 압박붕대(따뜻하게)		아마씨
	눈을 감고 얼굴 증기욕(티트리 오일)	62	
다발성 관절염	관절 감기(체온과 비슷한 따뜻한 물로),		건초의 풀씨
(통풍 참조)	경우에 따라 양파나 응유를 이용	104	응유
	건초의 풀씨를 넣은 주머니 이용		양파
	(축축하고 따뜻하게)		
단식	허리 감기(축축하고 뜨겁게)	100	감자
	간에 증기 압박붕대(축축하고 따뜻하게),		아마씨
	경우에 따라 야로를 이용		야로
담낭(방광) 산통	관장(체온과 비슷한 따뜻한 물 또는		
	뜨거운 물로)	84	
	허리 감기(뜨겁게)	100	
	뜨거운 롤	105	
담낭(방광) 장애	전신욕(따뜻하게)	45	약수
(담낭 산통 참조)허리	감기(축축하고 차갑게)	66	건초의 풀씨
	뜨거운 롤	105	금잔화
	마시기(황산염이 들어 있는 약수)		
대장 자극 및 경련	좌욕(따뜻하게, 수온을 점점 높이면서)	56	
	족욕(수온을 점점 높이면서)	53	
독소 및 노폐물 축적	전신욕(수온을 점점 높이면서 따뜻하게)	45	쐐기풀
	탈염욕(체온과 비슷한 따뜻한 물로)	48	보리수
	진흙욕	58	해바라기 오일
	전신 증기욕	60	
	사우나	76	
	오일 세척(해바라기 오일을 이용)	82	
	종아리 감기(축축하고 차갑게)	98	
	진흙 팩(따뜻하게)	58	

- 혈압 상승	허벅지에 물 흘리기(차갑게)	70	양파
	팔에 물 흘리기(차갑게)	66	감자
	얼굴에 물 흘리기(차갑게)	73	아마씨
	식초물 팩(흠뻑 적셔서 차갑게)	87	에너지가 들어 있는 식수
	맨발로 걷기, 이슬 젖은 풀밭 걷기		
	물속 걷기	86	
- 혈압 저하	하박욕(수온을 점점 높이면서)	51	
	족욕(수온을 점점 높이면서)	53	
	목덜미에 물 흘리기(수온을 점점 높이며)	72	
- 일반적	마시기〔깨어 있는 동안 2시간마다 (경우에 따라 에너지가 들어 있는) 식수 0.25*l*를 마신다〕		
- 긴장성 두통	하박욕(따뜻하게)	51	
- 경련성 두통	증기 압박붕대		
등 통증 (요추 통증 및 신장염 참조)	전신욕(따뜻하게), 경우에 따라 건초의 풀씨를 달인 즙 이용 좌욕(수온을 점점 높이면서) 허리 감기(축축하고 뜨겁게), 경우에 따라 감자를 이용 증기 압박붕대 마시기〔깨어 있는 동안 2시간마다 (경우에 따라 에너지가 들어 있는) 식수 0.25*l*를 마신다〕	45 56 100	물레나물 감자 아마씨 에너지가 들어 있는 식수
류머티스 관절염 - 급성 아님	뜨거운 롤 관절 감기(따뜻하게), 경우에 따라 건초의 풀씨를 달여낸 즙 이용	105 104	의료용 점토, 아마씨 건초의 풀씨, 응유 감자, 양배추, 양파
류머티즘 근육질환	물레나물을 우려낸 물·음료 이용		
림프샘염	식초물 팩(축축하고 차갑게)	87	식초
림프 순환 정체	무릎에 물 흘리기(차갑게)	68	식초
	허벅지에 물 흘리기(차갑게)	70	
	종아리 감기(축축하고 차갑게),	98	

증상	방법	페이지	약초·재료
	경우에 따라 식초물을 이용		
마른 버짐, 건선	전신욕(따뜻하게), 경우에 따라		의료용 점토
	티트리 오일을 이용	45	티트리
	점토를 갠 압박붕대(시원하게)		
만성 관절증			쐐기풀
(관절마모)	소금물을 이용해 관절 감기(뜨겁게)	104	식초
– 일반적	마시기(식초물)		건초의 풀씨
– 손가락 및 손목 관절	목덜미에 물 흘리기(수온을 점점 높이며)	72	감자, 소금
– 척추 및 척추관절	전신욕(따뜻하게), 경우에 따라 건초의	45	아마씨, 로즈메리
	풀씨를 달인 즙을 이용		티트리
말초신경 폐색증			
– 경미한 동맥 폐색증	족욕(수온을 점점 높이면서)	53	
– 동맥 폐색증	하박욕(수온을 점점 높이면서)	51	
맥박이 자주 뜀	하박욕(차갑게)	51	
면역력 약화	전신 마찰(차갑게)	42	엘더
(강장 참조)	족욕(차갑게)	53	보리수
	샤워(찬물과 따뜻한 물 교대로)	63	소금
	무릎에 물 흘리기(차갑게)	68	
	흡입욕(소금 증기)	75	
	사우나	76	
	소금물을 이용한 관장(차갑게)	84	
	맨발로 걷기		
	이슬 젖은 풀밭 걷기		
	물속 걷기	86	
	슈로트 요법	134	
모창(毛瘡)	얼굴 증기욕(티트리 오일)	62	티트리
	속새 압박붕대		속새
목덜미 경련	목덜미에 물 흘리기(차갑게)	72	물레나물
	증기 압박붕대		감자, 아마씨
목 림프샘 부종	목 감기(축축하고 차갑게), 경우에 따라	98	레몬
	얇게 썬 레몬을 이용		

목 염증 및 통증, 삼키기 힘든 연하(嚥下)곤란	하박욕(수온을 점점 높이면서)	51	식초
	족욕(체온과 비슷한 따뜻한 물로 수온을 점점 높이면서)	53	의료용 점토 감자, 양배추
	목 감기(축축하고 차갑게)	98	레몬, 양파
	티트리 오일, 식초물 또는 소금물을 이용한 구강 및 편도선 세척	81	아마씨 응유
	점토를 갠 압박붕대(시원하게)		티트리
목이 쉼	목덜미에 물 흘리기(차갑게)	72	아르니카
	흡입욕(양파 증기)	75	응유
	구강 세척, 경우에 따라 아르니카 음료 또는 티트리 오일을 이용	81	티트리 레몬
	목 감기(축축하고 차갑게), 경우에 따라 얇게 썬 레몬을 이용	98	양파
무릎 부종	무릎에 물 흘리기(차갑게)	68	식초
	관절 감기(흠뻑 적셔서 차갑게)	104	
무좀	족욕(따뜻하게), 경우에 따라 티트리 오일, 소금물이나 식초물을 이용	53	식초, 소금 티트리
미네랄 부족	해초 전신욕(따뜻하게)	51	해초
	마시기(미네랄워터)		
발 – 부었을 때 – 차가울 때 (손, 발·다리가 만성적으로 차가울 때 참조) – 통증이 있을 때	점토를 갠 압박붕대(차갑게)		의료용 점토 로즈메리
	하반신 마찰(차갑게)	40	응유
	족욕(체온과 비슷한 따뜻한 물로, 수온을 점점 높이면서), 경우에 따라 겨자가루를 이용	53	겨자 식초 캐머마일 저먼
	무릎에 물 흘리기(찬물과 따뜻한 물 교대)	68	페퍼민트
	족욕(따뜻하게), 경우에 따라 식초물, 캐머마일 저먼을 우려낸 물 또는 페퍼민트 오일 이용	53	
발 궤양	발 증기욕, 경우에 따라 캐머마일 저먼 우려낸 물 이용	62	캐머마일 저먼

증상	방법	쪽	약재
발에 땀이 많이 날 경우	족욕(차갑게), 경우에 따라 식초물 이용 마시기(샐비어 차)	53	떡갈나무, 버드나무 식초, 캐머마일 저먼 금잔화, 샐비어 야로, 속새
발의 부종, 수종	발 증기욕	62	
	종아리 감기(축축하고 차갑게)	98	
방광약화, 요실금	좌욕(체온과 비슷한 따뜻한 물로)	56	건초의 풀씨
	족욕(체온과 비슷한 따뜻한 물로)	53	속새
	무릎에 물 흘리기(찬물과 따뜻한 물 교대)	68	
방광염*	족욕(따뜻하게, 수온을 점점 높이며), 경우에 따라 식초를 이용	53	건초의 풀씨 캐머마일 저먼
	관장(체온과 비슷한 따뜻한 물 또는 뜨거운 물 이용)	84	감자 아마씨
	허리 감기(체온과 비슷한 따뜻한 물로), 경우에 따라 건초의 풀씨를 달인 즙 이용	100	고추냉이 겨자가루
- 자극성	허리 감기(따뜻하게), 경우에 따라 건초의 풀씨를 달인 즙이나 고추냉이 이용	100	유칼리
- 여성의 경우	앉아서 하는 질세척(뜨겁게)	64	
백일해*	가슴 감기(축축하고 뜨겁게), 경우에 따라 백리향을 우려낸 물·음료 이용	95	백리향 레몬
벌레에 물리거나 쏘였을 때	식초물 팩〔흠뻑 적셔서 (매우) 차갑게〕	87	아르니카
	점토를 갠 압박붕대(시원하게)		식초
	양배추 팩	87	양배추
	양파 팩	87	응유, 양파
변비	하반신 마찰(차갑게)	40	약수
- 만성	전신 마찰(차갑게)	42	캐머마일 저먼
	좌욕(차갑게)	56	야로
	족욕(따뜻하게)	53	
	무릎에 물 흘리기(차갑게)	68	
	허벅지에 물 흘리기(차갑게)	70	

	허리 감기(따뜻하게)	100	
	뜨거운 롤	105	
	간 부위에 증기 압박붕대 감기(축축하고 따뜻하게), 경우에 따라 야로를 이용		
	관장(실내 온도와 비슷한 따뜻한 물로), 경우에 따라 캐머마일 저면 우려낸 물·음료 이용	84	
	마시기(황산염이 들어 있는 약수)		
− 경련성	관장(체온과 비슷한 따뜻한 물 또는 뜨거운 물로), 경우에 따라 캐머마일 저면 우려낸 물·음료를 이용	84	
복통*	허리 감기(축축하고 뜨겁게) 증기 압박붕대	100	감자
봄철 나른함	전신욕(따뜻하게), 경우에 따라 독일가문비나무 이파리 또는 로즈메리 우려낸 물·음료·오일 이용	45	쥐오줌풀 독일가문비나무 물레나물
	족욕(차갑게)	53	에너지가 들어 있는 식수
	하박욕(차갑게)	51	로즈메리
	샤워(찬물과 따뜻한 물 교대)	63	
	허벅지에 물 흘리기(차갑게)	70	
	맨발로 걷기, 이슬 젖은 풀밭 걷기		
	물속 걷기	86	
	마시기〔깨어 있는 동안 2시간마다 (경우에 따라 에너지가 들어 있는) 식수 0.25*l*를 마신다〕		
부인병	반신 증기욕	60	쥐오줌풀
불안감 (신경쇠약 참조)	전신욕(차갑게)	45	쥐오줌풀
	하박욕(차갑게)	51	홉
	종아리 감기(축축하고 차갑게)	98	멜리사
	발 감기(축축하고 차갑게)	102	

불쾌감 - 일반적	관장(체온과 비슷한 따뜻한 물 또는 뜨거운 물로)	84	
비급성 비염*	전신욕(뜨거운 물로 짧게), 경우에 따라	45	물레나물
	전신 마찰(차갑게)	42	유칼리
	전신욕(따뜻하게), 경우에 따라		의료용 점토
	캐머마일 저먼 우려낸 물·음료,		캐머마일 저먼
	유칼리 오일 또는 페퍼민트 오일 이용	45	감자
	하박욕(수온을 점점 높이면서)	51	아마씨
	족욕(따뜻하게, 수온을 점점 높이면서)	53	고추냉이
	얼굴에 물 흘리기(차갑게)	73	페퍼민트
	코 세척(따뜻하게), 경우에 따라		양파
	소금물을 이용	82	소금
	흡입욕(페퍼민트 오일이나 유칼리 오일		백리향
	증기, 캐머마일 저먼이나 백리향, 샐비어		샐비어
	우려낸 물, 양파 증기를 이용)	75	건초의 풀씨
	목 감기(축축하고 따뜻하게)	98	
	양파 양말 신기(건조하고 뜨겁게)	103	
	코·이마에 점토를 갠 따뜻한 압박붕대		
	코·이마에 아마씨를 갠 따뜻한 압박붕대		
	코·이마에 캐머마일 저먼 꽃 또는		
	건초의 풀씨로 만든 약초 주머니를 댐		
	(건조하고 따뜻하게)		
비만(지방과다)	전신 마찰(차갑게)	42	약수
	전신욕(차갑게), 경우에 따라 건초의		건초의 풀씨
	풀씨를 달인 즙 이용	45	
	샤워(차갑게)	63	
	허벅지에 물 흘리기(차갑게)	70	
	사우나	76	
	허리 감기(축축하고 차갑게)	100	
	3/4 감기(축축하고 차갑게)	101	
	마시기(황산염이 들어 있는 약수)		

증상	물요법	쪽	물질
비염증성 류머티즘	전신욕(따뜻하게), 경우에 따라		쐐기풀
– 일반적	건초의 풀씨를 달인 즙 이용	45	떡갈나무
	슐렌츠 목욕	50	건초의 풀씨
	노간주나무 오일 첨가한 해초욕		양배추
	(따뜻하게)	51	감자
	족욕(수온을 점점 높이면서)	53	응유
	진흙욕	58	노간주나무
	사우나	76	양파
	모래욕(뜨겁게)	59	
	종아리 감기(축축하고 따뜻하게)	98	
	뜨거운 롤	105	
	3/4 감기(축축하고 차갑게)	101	
	진흙 팩(여름철에 따뜻하게)	58	
	슈로트 요법	134	
– 손, 팔	하박욕(수온을 점점 높이면서)	51	
	팔에 물 흘리기(차갑게)	66	
– 손가락 및 손목 관절	수욕(수온을 점점 높이면서)	53	
– 발	족욕(수온을 점점 높이면서)	53	
	발 증기욕	62	
뾰루지	전신욕(따뜻하게), 경우에 따라 티트리		의료용 점토
	오일을 이용	45	캐머마일 저면
	관장(소금물이나 캐머마일 저면		양배추
	우려낸 물)	84	티트리
	점토를 갠 압박붕대(시원하게)		응유
	양배추 팩	87	소금
뺨	족욕(따뜻하게)	53	알코올(외용)
	얼음주머니·얼음물을 이용한 감기,		아르니카
	경우에 따라 아르니카를 우려낸		얼음
	물·음료를 이용		식초
	하박 감기(흠뻑 적셔서 차갑게)	102	의료용 점토
	발 감기(흠뻑 적셔서 차갑게)	102	

	점토를 갠 압박붕대(시원하게)		
사마귀	티트리 오일 팩	87	티트리
산통 – 신장 및 장 – 방광(담낭 산통 참조)	반신 증기욕 관장(체온과 비슷한 따뜻한 물 또는 뜨거운 물로) 허리 감기(축축하고 뜨겁게)	60 84 100	
설사	전신 마찰(차갑게) 허리 감기(축축하고 뜨겁게) 좌욕(뜨겁게) 관장(체온과 비슷한 따뜻한 물이나 뜨거운 물로), 경우에 따라 캐머마일 저먼을 우려낸 물·음료 이용 마시기〔깨어 있는 동안 2시간마다 (경우에 따라 에너지가 들어 있는) 식수 0.25*l*를 마신다〕	42 100 56 84	캐머마일 저먼 에너지가 들어 있는 식수
성기능 장애, 생식 불능	전신 마찰(차갑게) 좌욕(차갑게) 허벅지에 물 홀리기(차갑게) 이슬 젖은 풀밭 걷기, 물속 걷기 슈로트 요법	42 56 70 86 134	물레나물 로즈메리
소화불량	허리 감기(뜨겁게), 경우에 따라 멜리사 오일을 이용 뜨거운 롤 간 부위에 증기 압박붕대 실시(축축하고 따뜻하게), 경우에 따라 야로를 이용 마시기〔깨어 있는 동안 2시간마다 (경우에 따라 에너지가 들어 있는) 식수 0.25*l*를 마신다〕	 100 105	얼음 캐러웨이 멜리사 야로 에너지가 들어 있는 식수
손·발 – 손이 만성적으로	팔에 물 홀리기(차갑게)	66	

차가울 때			
– 발·다리가 만성적 으로 차가울 때	무릎에 물 흘리기(찬물과 따뜻한 물 교대) 68		
손톱 밑 염증	점토를 갠 압박붕대(시원하게)		의료용 점토
	손가락 담그기(체온과 비슷한 따뜻한 물로)		멜리사
수면 장애 , 불면증	하반신 마찰(차갑게)	40	
	전신 마찰(차갑게)	42	
	좌욕(차갑게), 경우에 따라 멜리사를 우려낸 물·음료·오일 이용	56	
	족욕(차갑게), 경우에 따라 멜리사를 우려낸 물·음료·오일 이용	53	
	무릎에 물 흘리기(차갑게)	68	
	허리 감기(축축하고 차갑게)	100	
스트레스	허리 감기(축축하고 뜨겁게)	100	감자
	종아리 감기(축축하고 차갑게)	98	라벤더
	증기 압박붕대		멜리사
	마시기〔깨어 있는 동안 2시간마다 (경우에 따라 에너지가 들어 있는) 식수 0.25*l*를 마신다〕		에너지가 들어 있는 식수
– 더위 스트레스	샤워(시원하게)	63	
	이마 또는 목덜미 팩(시원하게)	87	
	마시기〔깨어 있는 동안 2시간마다 (경우에 따라 에너지가 들어 있는) 식수 0.25*l*를 마신다〕		
– 추위 스트레스	전신 마찰(차갑게)	42	
	전신욕(차갑게)	45	
습진	점토를 갠 압박붕대(시원하게)		의료용 점토 응유
식욕 부진	전신 마찰(차갑게)	42	홉
	무릎에 물 흘리기(차갑게)	68	캐러웨이
	야로를 이용한 증기 압박붕대		야로

	경우에 따라 라벤더, 캐머마일 저먼 꽃		
	또는 건초의 풀씨를 이용		
	맨발로 걷기		
	이슬 젖은 풀밭 걷기		
	물속 걷기	86	
신경통	사우나	76	물레나물
	가슴 감기(축축하고 뜨겁게), 경우에		
	따라 물레나물 우려낸 물·음료·오일 이용	95	
– 3차 신경통	얼굴에 물 흘리기(차갑게)	73	
신장 산통*	전신욕(따뜻하게)	45	
(산통 및 담낭	좌욕(따뜻하게)	56	
산통 참조)	족욕(수온을 점점 높이면서)	53	
	허리 감기(뜨겁게)	100	
	관장(따뜻하게)	84	
신장염*	좌욕(차갑게)	56	쐐기풀
(신장 질환 참조)	족욕(수온을 점점 높이면서)	53	민들레
	허리 감기(축축하고 차갑게)	100	야로
	마시기(쐐기풀 차)		
– 예방	족욕(따뜻하게)	53	
신장 질환*	허리 감기(축축하고 차갑게)	100	건초의 풀씨
(신장염 참조)	증기 압박붕대		양배추, 아마씨
			감자
신진대사 불균형	수욕(따뜻하게)	53	물레나물
	족욕(따뜻하게)	53	낙엽송, 라벤더
			로즈메리, 백리향
			야로, 속새
신진대사 약화	전신 마찰(차갑게)	42	양파
	전신욕(차갑게)	45	
	하박욕(차갑게, 수온을 점점 높이면서)	51	
	사우나	76	
	양파 양말 신기(축축하고 따뜻하게)	103	

심근 경색*	하박욕(수온을 점점 높이면서)	51	
심장 쇠약	하박욕(수온을 점점 높이면서)	51	서양산사나무
	팔에 물 흘리기(차갑게)	66	
	허벅지에 물 흘리기(차갑게)	70	
	맨발로 걷기		
	이슬 젖은 풀밭 걷기		
	물속 걷기	86	
	마시기(서양산사나무 차)		
심장질환 – 신경성	전신 마찰(차갑게)	42	아르니카
	하박욕(차갑게)	51	쥐오줌풀
	좌욕(따뜻하게)	56	홉
	팔에 물 흘리기(차갑게)	66	라벤더
	종아리 감기(축축하고 차갑게)	98	멜리사
	맨발로 걷기		로즈메리
	이슬 젖은 풀밭 걷기		
	물속 걷기	86	
심한 발한	전신욕(수온을 점점 높이면서)	45	
알레르기, 점막 자극	홉입욕(소금 증기 또는 라벤더 증기)	76	의료용 점토
	샤워(차갑게)	63	라벤더
	무릎에 물 흘리기(차갑게)	68	약수
	마시기〔칼슘이 든 약수 : 깨어 있는 동안 2시간마다 (경우에 따라서는 에너지가 들어 있는) 식수를 0.25l씩 마신다〕		에너지가 들어 있는 식수 소금
알츠하이머, 치매	마시기〔깨어 있는 동안 2시간마다 (경우에 따라 에너지가 들어 있는) 식수를 0.25l씩 마신다〕		에너지가 들어 있는 식수 물레나물 쥐오줌풀
야뇨증	상반신 마찰(차갑게)	39	
	좌욕(뜨겁게)	56	
	샤워(찬물과 따뜻한 물 교대로)	63	
	무릎에 물 흘리기(차갑게)	68	
	허리 감기(축축하고 뜨겁게), 경우에		

	따라 물레나물을 우려낸 물·음료 이용	100	
	맨발로 걷기		
	이슬 젖은 풀밭 걷기		
	물속 걷기	86	
어깨 경련	목덜미에 물 흘리기(차갑게)	72	물레나물
	증기 압박붕대		감자
어깨-팔 증후군	목덜미에 물 흘리기(수온을 점점 높이며)	72	
여드름	얼굴 증기욕(캐머마일 저먼을 달여냄)	62	의료용 점토
(피부불결 참조)	점토를 갠 압박붕대(시원하게)		캐머마일 저먼
			응유
열			레몬
- 체온 저하	하반신 마찰(차갑게)	40	식초
	전신 마찰(차갑게)	42	엘더
	종아리 감기(흠뻑 적셔 차갑게), 경우에		양배추
	따라 식초물 이용	68	보리수
	식초 양말 신기	103	당아욱
	전신욕(체온과 비슷한 따뜻한 물로)	45	샐비어
- 체온 상승	족욕(수온을 점점 높이면서)	53	티트리
	전신 증기욕	60	버드나무
	관장(실온 정도의 따뜻한 물로)	84	
	건조 팩	108	
	마시기(보리수 꽃이나 당아욱 꽃 차)		
요도 감염			속새
- 급성*	족욕(따뜻하게)	53	
- 만성*	족욕(수온을 점점 높이면서)	53	
요배출 장애	좌욕(따뜻하게, 수온을 점점 높이며)	56	
요추 통증	허벅지에 물 흘리기(수온을 점점 높이며)	70	에너지가 들어 있는 식수
- 만성	족욕(따뜻하게)	53	
	마시기〔깨어 있는 동안 2시간마다		
	(경우에 따라 에너지가 들어 있는)		
	식수 0.25*l*를 마신다〕		

증상	치료법		기타
요통	허리 감기(축축하고 뜨겁게)	100	건초의 풀씨
	좌욕(수온을 점점 높이면서)	56	물레나물
			캐머마일 저면
우울증	전신 마찰(차갑게)	42	물레나물
	샤워(차갑게, 찬물과 따뜻한 물 교대)	63	
	목덜미에 물 흘리기(수온을 점점 높이며)	72	
	무릎에 물 흘리기(차갑게)	68	
	슈로트 요법	134	
생리 증상			식초
- 일반적	관장(체온과 비슷한 따뜻한 물 또는		샐비어
	뜨거운 물로)	84	티트리
- 음부 가려움증	티트리 오일을 이용한 좌욕(따뜻하게)	56	
- 경련	전신 마찰(차갑게)	42	
- 통증	전신 마찰(차갑게)	42	
	허리 감기(뜨겁게)	100	
	증기 압박붕대		
- 생리량이 너무 적을 경우	족욕(수온을 점점 높이면서)	53	
- 생리량이 너무 많을 경우	허리 감기(차갑게), 경우에 따라 식초물 이용	100	
위 및 장			샐비어
- 경련	허리 감기(뜨겁게), 경우에 따라 멜리사 우려낸 물·음료·오일 이용	100	소금
- 기능 장애	증기 압박붕대		
	브러시 마사지 목욕(수온을 점점 낮추며)	43	
위염(위점막염)	전신 마찰(차갑게)	42	에너지가 들어 있는 식수
- 일반적	허리 감기(축축하고 차갑게)	100	
	무릎에 물 흘리기(차갑게)	68	
	마시기〔깨어 있는 동안 2시간마다 (경우에 따라 에너지가 들어 있는) 식수 0.25*l*를 마신다〕		

증상	물요법		재료
- 완화성 통증	좌욕(수온을 점점 높이면서)	56	
위장 장해	전신욕(따뜻하게), 경우에 따라 라벤더		캐머마일 저먼
	우려낸 물·음료 이용	45	라벤더
	좌욕(수온을 점점 높이면서)	56	페퍼민트
	족욕(따뜻하게)	53	에너지가 들어 있는 식수
	허리 감기(차갑게)	100	
	마시기〔깨어 있는 동안 2시간마다		
	(경우에 따라 에너지가 들어 있는)		
	식수 0.25*l*를 마신다〕		
	관장(체온과 비슷한 따뜻한 물), 경우에		
	따라 캐머마일 저먼을 우려낸 물을 이용	84	
유선염	점토를 갠 압박붕대(시원하게)		의료용 점토
			응유
유아의 3개월째 산통	허리 감기(축축하고 뜨겁게)	100	
	증기 압박붕대		
유행선 이하선염*	점토를 갠 압박붕대(따뜻하게)		의료용 점토
	압박붕대(따뜻하게), 경우에 따라		건초의 풀씨
	양파 이용		캐머마일 저먼
	증기 압박붕대(캐머마일 저먼 꽃이나		양파
	건초의 풀씨)		
육체 및 정신의	좌욕(차갑게)	56	
과도한 긴장			
일기 변화에 대한	전신 마찰(차갑게)	42	
예민한 반응	목덜미에 물 흘리기(수온을 점점 높이며)	72	
	맨발로 걷기		
	이슬 젖은 풀밭 걷기		
	물속 걷기	86	
임신	좌욕(따뜻한 물로 수온을 점점 높이며)	56	
입 냄새	구강 세척, 경우에 따라 페퍼민트 또는		페퍼민트
	샐비어를 우려낸 물을 이용하거나		샐비어
	물에 티트리 오일을 떨어뜨려 이용	81	티트리

잇몸염증 (구강점막염 참조)	식초물, 캐머마일 저먼이나 샐비어를 우려낸 물·음료를 이용한 구강 세척	81	식초 캐머마일 저먼 샐비어
자극성 기침	흡입욕(소금 증기)	75	소금
(기관지염 참조)	목 감기(축축하고 차갑게)	98	
장경련	허리 감기(축축하고 뜨겁게)	100	
	증기 압박붕대		
장애*	상반신 마찰(차갑게)	39	
	전신욕(차갑게)	45	
	샤워(차갑게)	63	
	발 감기(흠뻑 적셔서 차갑게)	102	
장운동 부진	하반신 마찰(차갑게)	40	
	좌욕(차갑게)	56	
	관장(차갑게)	84	
	젖은 수건 위에 앉기	95	
	뜨거운 롤	105	
전립선	좌욕(따뜻하게, 수온을 점점 높이면서)	56	건초의 풀씨
- 전립선염	족욕(차갑게)	53	속새
	허리 감기(축축하고 차갑게)	100	
- 전립선 비대증	전신욕(따뜻하게), 경우에 따라		
	건초의 풀씨 또는 속새를 달인 즙을 이용	45	
	족욕(수온을 점점 높이면서)	53	
	맨발로 걷기, 이슬 젖은 풀밭 걷기		
	물속 걷기	86	
점액낭염	점토를 갠 압박붕대(시원하게)		의료용 점토
정맥류(정맥염 참조)	하반신 마찰(차갑게)	40	식초
	좌욕(차갑게)	56	의료용 점토
	발 증기욕	60	양배추
	무릎에 물 흘리기(차갑게)	68	응유
	허벅지에 물 흘리기(차갑게)	70	에너지가 들어 있는 식수
	종아리 감기(차갑게), 경우에 따라		

	식초물을 이용	98	
	마시기〔깨어 있는 동안 2시간마다		
	(경우에 따라 에너지가 들어 있는)		
	식수 0.25*l*를 마신다〕		
	맨발로 걷기, 이슬 젖은 풀밭 걷기		
	물속 걷기	86	
정맥염*	점토를 갠 압박붕대(시원하게)		아르니카
	양배추 팩	87	의료용 점토
	아르니카 음료 팩	87	양배추
– 감염증세가	맨발로 걷기		응유
수그러진 후*	이슬 젖은 풀밭 걷기		
	물속 걷기	86	
정맥 혈전증*	아르니카 음료 팩	87	알코올(외용)
			아르니카
제2형 당뇨병	마시기〔깨어 있는 동안 2시간마다		에너지가 들어 있는 식수
(노화성 당뇨병)	(경우에 따라 에너지가 들어 있는)		
	식수 0.25*l*를 마신다〕		
종기, 부스럼*	점토를 갠 압박붕대(따뜻하게)		의료용 점토
(표피 농양 참조)	아마씨를 갠 압박붕대(따뜻하게)		아마씨
종아리 경련	반신욕(따뜻하게)을 실시한 후 이어서	56	
	허벅지에 물 흘리기(차갑게)	70	
	족욕(차갑게)을 실시한 후 이어서	53	
	무릎에 물 흘리기(차갑게)	68	
좌골신경통*	전신욕(따뜻하게), 경우에 따라		떡갈나무
(발 또는 다리의	물레나물을 우려낸 물·음료를 이용	45	건초의 풀씨
마비증세 수반)	반신욕(따뜻하게)	56	물레나물
	소금물 족욕(수온을 점점 높이면서)	53	로즈메리
	허리 감기(축축하고 뜨겁게)	100	소금
	허벅지에 물 흘리기(차갑게)	70	
좌창(挫創)	아르니카 음료 팩(축축하고 차갑게)	87	알코올(외용)
(타박상 참조)	양배추 팩	87	아르니카, 양배추

증상	방법	쪽	재료
중이염* (귀 통증 참조)	얼굴에 물 흘리기(차갑게) 양파를 이용한 귀 압박붕대(따뜻하게)	73	양파
지혈(코피 참조)	얼음주머니 감기		얼음
질병 회복기	하반신 마찰(차갑게)	40	아르니카, 멜리사
	전신 마찰(차갑게)	42	엘더, 백리향
	좌욕(따뜻하게), 경우에 따라		라벤더, 로즈메리
	혼합 약초 1kg을 넣고 우려낸 물 또는		캐머마일 저먼
	약초 주머니 이용	56	건초의 풀씨
질염*	질 세척(체온과 비슷한 따뜻한 물로)	83	
집중력 감퇴	흡입욕(소금 증기, 페퍼민트 오일이나 유칼리 오일의 증기)	75	유칼리, 페퍼민트 소금
창상(근육, 힘줄, 관절 부상 참조)	금잔화꽃 팩	87	금잔화
	해수욕	58	천연 소금
체온 유지를 위한 생리작용 약화	오일 분산욕(체온과 비슷한 따뜻한 물로)	48	물레나물
	가슴 감기(축축하고 차갑게), 경우에 따라 물레나물 음료·오일을 이용	95	
체온 조절 억제	오일 분산욕(체온에 맞춰 수온 조절)	48	올리브 오일
치질	좌욕(체온과 비슷한 따뜻한 물로)	56	캐머마일 저먼
	무릎에 물 흘리기	68	소금
	반신 증기욕	62	
	관장(차갑게), 경우에 따라 캐머마일 저먼을 우려낸 물 또는 소금물을 이용	84	
	젖은 수건 위에 앉기	95	
치통	발 감기(흠뻑 적셔서 차갑게), 경우에 따라 발바닥에 양파를 감는다	102	캐머마일 저먼 샐비어
	캐머마일 저먼 꽃을 이용한 약초 주머니 (건조하고 따뜻하게)		양파
	샐비어나 캐머마일 저먼 우려낸 물·음료 이용한 구강 세척	81	
코감기	전신 마찰(차갑게), 경우에 따라		식초

	마시기〔깨어 있는 동안 2시간마다 (경우에 따라 에너지가 들어 있는) 식수 0.25*l*를 마신다〕		
테니스엘보	하박욕(찬물과 따뜻한 물 교대로)	51	의료용 점토
	점토를 갠 압박붕대(시원하게)		응유
	응유 팩	87	
통풍			쐐기풀
− 일반적	발 증기욕	60	양배추
	사우나	76	응유
	3/4 감기(축축하고 차갑게)	101	
	마시기(탄산수소나트륨이 첨가된 약수)		
	양배추·응유 팩	87	
	슈로트 요법	134	
− 급성	하박욕(수온을 점점 높이면서)	51	
	족욕(수온을 점점 높이면서)	53	
	팔에 물 흘리기(차갑게)	66	
티눈	족욕(따뜻하게), 경우에 따라 티트리 오일을 이용	53	티트리
팔·다리 통증 (감염− 가벼운 유행성 감기 참조)	건조 팩	108	보리수 당아욱
편도선염*	상반신 마찰(차갑게), 경우에 따라 식초물을 이용	39	식초
	전신욕(뜨겁게), 경우에 따라 건초의 풀씨를 달인 즙을 이용	45	건초의 풀씨 감자
	하박욕(수온을 점점 높이면서)	51	샐비어
	목 감기(차갑게), 경우에 따라 식초물 또는 얇게 썬 레몬을 이용	98	티트리 레몬
	샐비어 차 또는 티트리 오일을 이용한 구강 세척	81	
	목 감기(뜨겁게), 경우에 따라 감자 이용	98	

알고 사용하면 최고의 약이 되는 물

머리가 아프면 관자놀이를 누르고, 설사나 복통이 있을 때에는 매실을 먹고, 허리가 아플 때에는 허리를 따뜻하게 하고, 화상을 입었을 때에는 소금물을 바르거나 소금물에 환부를 담그며, 체하면 손가락에 생채기를 내어 피를 나게 하고, 귀가 멍하면 침을 삼킨다.

오늘날과 같은 의약품과 의료장비가 없던 시절, 우리 주변에서 쉽게 찾을 수 있는 재료와 방법을 바탕으로 수많은 시행착오 끝에 그 효과를 경험적으로 발견해내고 이를 입에서 입으로 전달해온 치료 방법이 바로 민간요법이다. 시대별로 혹은 나라마다 전해져 오는 민간요법은 그 숫자를 헤아리기 어려울 정도로 많을 뿐 아니라 매우 다양한 방식으로 존재한다.

민간요법은 가끔 현대의학으로도 고치지 못하는 병에 대해 '기적'의 효과를 보이는 사례가 빈번하게 발생하는 까닭에 불치병을 가진 사람들이 '최후의 수단'으로 사용하기도 한다. 그러나 구전되어

오는 민간요법의 특성으로 인해 그 원리를 알지 못하는 사람들의 근거 없는 이야기가 보태지기도 하고 핵심이 간과되어 빠지기도 하여, 오히려 건강을 해치는 경우도 적지 않다.

《물로 하는 24시간 건강법》은 우리가 부지불식간에 사용하고 있는 민간요법 가운데 물과 관련된 민간요법의 원리를 소개하고 잘못 이해하고 있는 부분을 바로 잡아주고 있는 책이다.

우리는 아침에 일어나 양치질을 하고 세수를 할 때부터 저녁에 집으로 돌아가 씻기까지 물과 함께 하루를 시작하고 하루를 마감하지만, 목마름을 해소하거나 더러워진 손발을 씻는 데 필수적인 것 정도로 물을 이해하고 있을 뿐이다. 물이 인체에 어떤 효능이 있으며, 어떤 원리로 그렇게 되는지, 그리고 어떻게 이용할 때 그 효과가 극대화될 것인지, 그 방법을 과학적이고 체계적으로 제시하는 경우는 그리 많지 않았다.

'물요법'은 어떤 형태로든 물을 사용하는 치료법 모두를 말한다. 이 요법은 집에서도, 병원에서도, 사우나에서도 누구나 쉽게 따라할 수 있다. 뜨거운 물, 따뜻한 물, 미지근한 물, 찬물, 얼음물을 이용할 수도 있고, 액체 형태나 증기 형태로도 이용할 수 있다. 물론 약초나 기타 첨가물을 넣어 활용할 수도 있다. 이 책에서는 이런 일반적인 물 외용법뿐 아니라 물을 마시는 방법을 비롯해, 죽어 있는 가정의 수돗물에 다시 생명을 불어넣는 방법까지 설명하고 있다.

물은 씻고 마시는 것만이 전부가 아니다. 물을 이용해 샤워나 목욕을 하는 것은 물론 증기를 흡입하고, 팩을 하고, 몸을 문지르고, 습포를 실시할 수도 있다. 제대로 실시하기만 한다면 몸에 물을 흘리고, 물속을 걸어 다니고, 따뜻한 물에 몸을 푹 담그고 있는 것만으로도 훌륭한 치료 효과를 얻을 수 있다. 또 순수하게 물만 이용할 수도 있지만, 주위에서 흔히 보는 장미나 쐐기풀, 페퍼민트, 티트리, 백리향, 라벤더, 물레나물, 유칼리, 샐비어 등과 같은 첨가물을 이용하면 그 효과가 배가될 수도 있다. 두통이나 만성 소화불량, 불면증, 어깨 결림, 수족 냉증, 감기 등 우리가 일상적으로 달고 다니는 질병이나 증상을 비롯해 요실금, 정맥류, 비강염, 궤양, 비만, 요통, 비듬, 생인손, 다래끼, 전립선염을 비롯해 심지어는 성기능 장애까지 물로 치료할 수 있다면 믿을 수 있겠는가?

잘 알고 사용하면 약보다 더한 효능이 있는 물질이 바로 우리 가까이에 있다. 아는 게 병이라는 말도 있지만, 잘 알고 사용하면 약이 되는 물.

이 책을 번역하는 동안 항상 물이 담긴 잔이 곁에 있었다고 하면, 습관처럼 커피를 가까이 하는 나를 알고 있는 지인들이 믿어줄지 궁금하다.

이제 독자들도 물을 그냥 물이 아니라 '약물'로 다시 바라보게 되길 바라며…….

2002년 3월

김세나

지은이 토마스 크뢸

중국학을 전공한 후 전통 중국의학을 근간으로 한 대체의학과 민간요법을 공부했
다. 지난 1996년부터는 중국의학 치료법와 함께 물요법을 병행하고 있다.

옮긴이 김세나

한국외국어대학교 독일어과와 통역번역대학원을 졸업한 후 독일 카셀 대학과 괴팅
겐 대학에서 독문학과 영문학을 공부했다. 서울지방법원, 삼성, 현대, LG, 포스코,
기아, 대우 등에서 통역과 번역을 하고 있으며, KBS 전속 동시통역사로도 활동하고
있다. 옮긴 책으로는《스트레스 없는 성공》,《성공을 말하라》등 다수가 있다.

물! 알고 쓰면 보약이다
물로 하는 24시간 건강법 *Die Wasserapotheke*

지은이 토마스 크뢸
옮긴이 김세나
펴낸이 변동호
출판실장 옥두석
기획위원 이형철
편집 고정란 이준호
마케팅 김현중 관리 김정미
디자인 FREEISM 삽화 손봉현
펴낸곳 (주)양문
인쇄처 한영문화사 제본처 영신제책
출판등록 1996년 8월 17일(제1-1975호)
주소 (110-140)서울시 종로구 수송동 5번지 동일빌딩 7층
전화 (02)722-7181 | 7191 팩스 (02)738-6167 이메일 yangmoon@dreamwiz.com
ISBN 89-87203-43-3 03510
초판 찍은날 2002년 4월 1일 초판 펴낸날 2002년 4월 8일